U0675058

福建民国时期中医学校教材丛刊

——莆田国医专科学校卷·第二册

总 主 编　李灿东　苏友新
执行主编　陈　莘　王尊旺　陈建群

全国百佳图书出版单位
中国中医药出版社
·北　京·

本册目录

莆田國医専科学校講義

藥物

（一册）

1945

民國三十四年五月重訂

《药物》引言

《药物》为莆田国医专科学校教材之一，阎惠民编。此讲义共6册，第一册书前有目录和绪言一篇。第一、四、五、六册页码单独编排，第二、三册页码连续编排。全书共收录药物170味，未进行分类，编撰者自述“爰取实用之中药”，即依据中药的常用程度进行大致的排序。每味中药按照科属、产地、形态、性味、主治、成分、生理作用、近世应用、时贤研究、药品辨真、处方、用量进行介绍。编撰时不仅博采古代本草文献，更注重采纳现代植物学中药物的科属归类、品类鉴别、药理研究成果及日本汉方家、国内中西汇通学者的认识。整套书籍的刻印字体有较大差异，推测该教材并非一次编撰刻印完成，从内容上可印证这一点。虽著者在编撰之初就确立了编写的体例与框架，但是前期1～2册的撰写似较为仓促，所涉临床常用药反而论述简略，在每册页数大致相近的情况下，六册介绍药物数量分别为46味、49味、19味、16味、19味、21味，其于单味药着墨用力之多少，由此可见一斑。后4册不仅对药物的引证更为丰富，还增加了“学说汇录”“处方举隅”“医案示例”等条目，更是对某些重点药物撰写了“编者按”，对相关问题进行细致的论证，体现了编撰者本人较为深厚的学术功底。

莆田國醫專科學校講義目次

第一冊

赤石山穎著

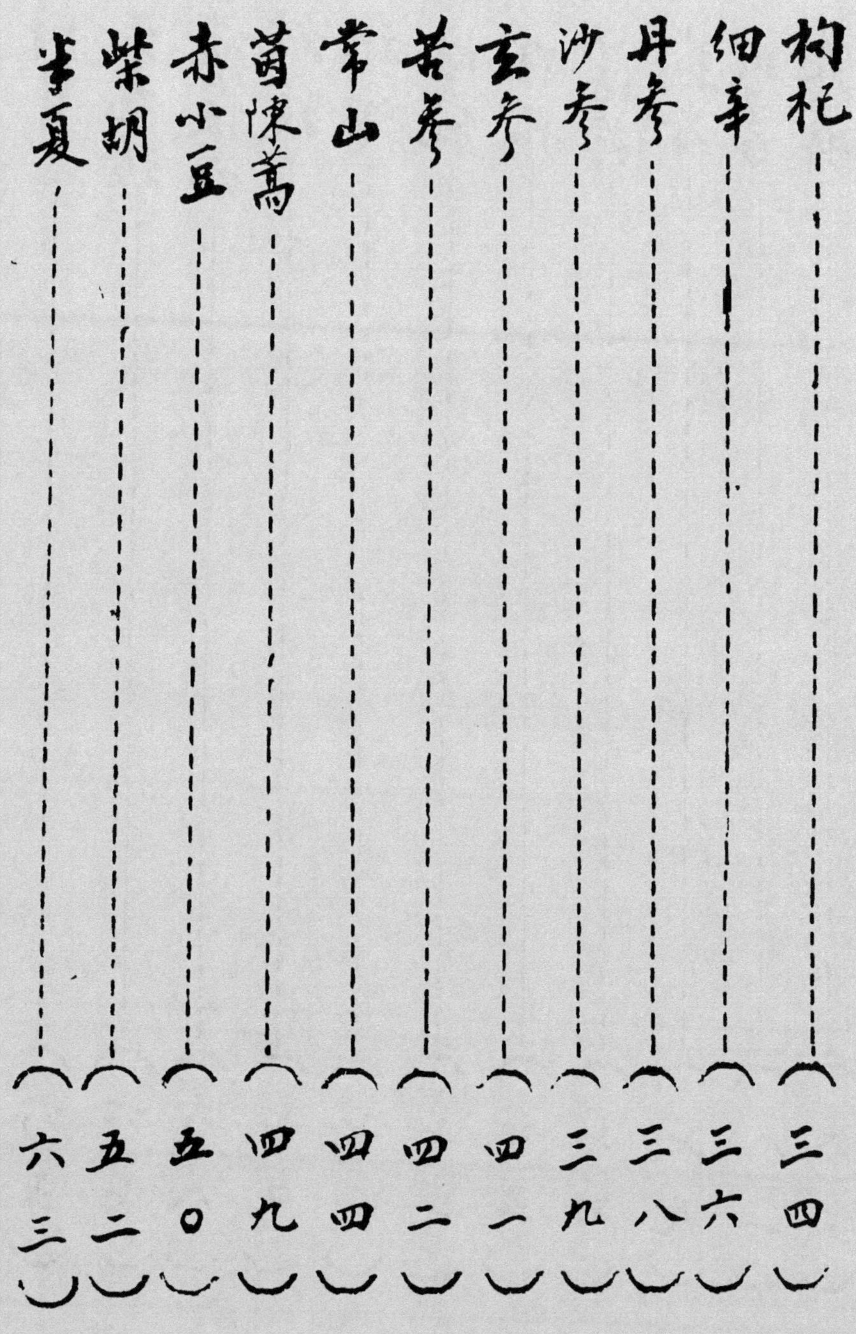

川贝…………（六五）
天花粉…………（六七）
旋覆花…………（六八）
桔梗…………（七〇）
枳实…………（七二）
防风…………（七三）
独活…………（七五）
薄荷…………（七七）
荆芥…………（七九）
川芎…………（八一）
天麻…………（八三）

第二册

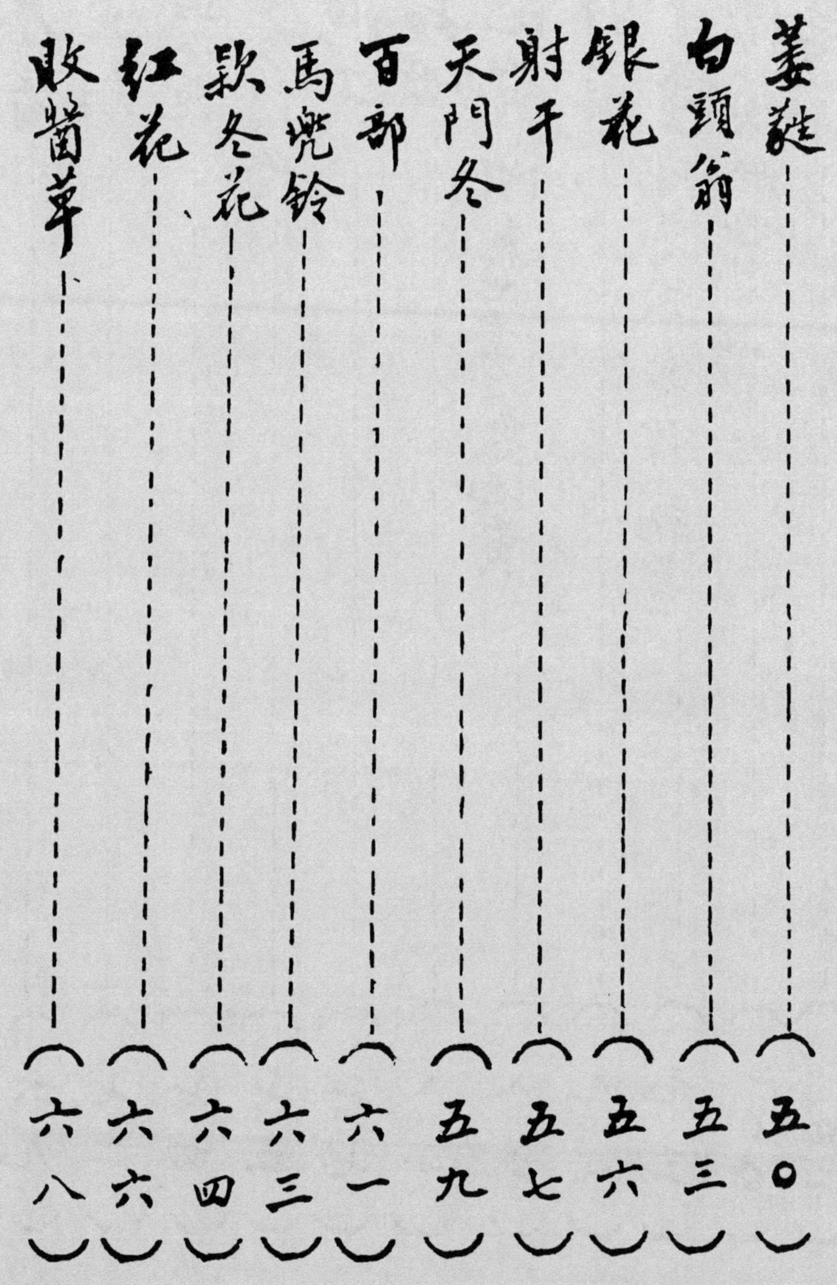

第三冊

第四册

第五册

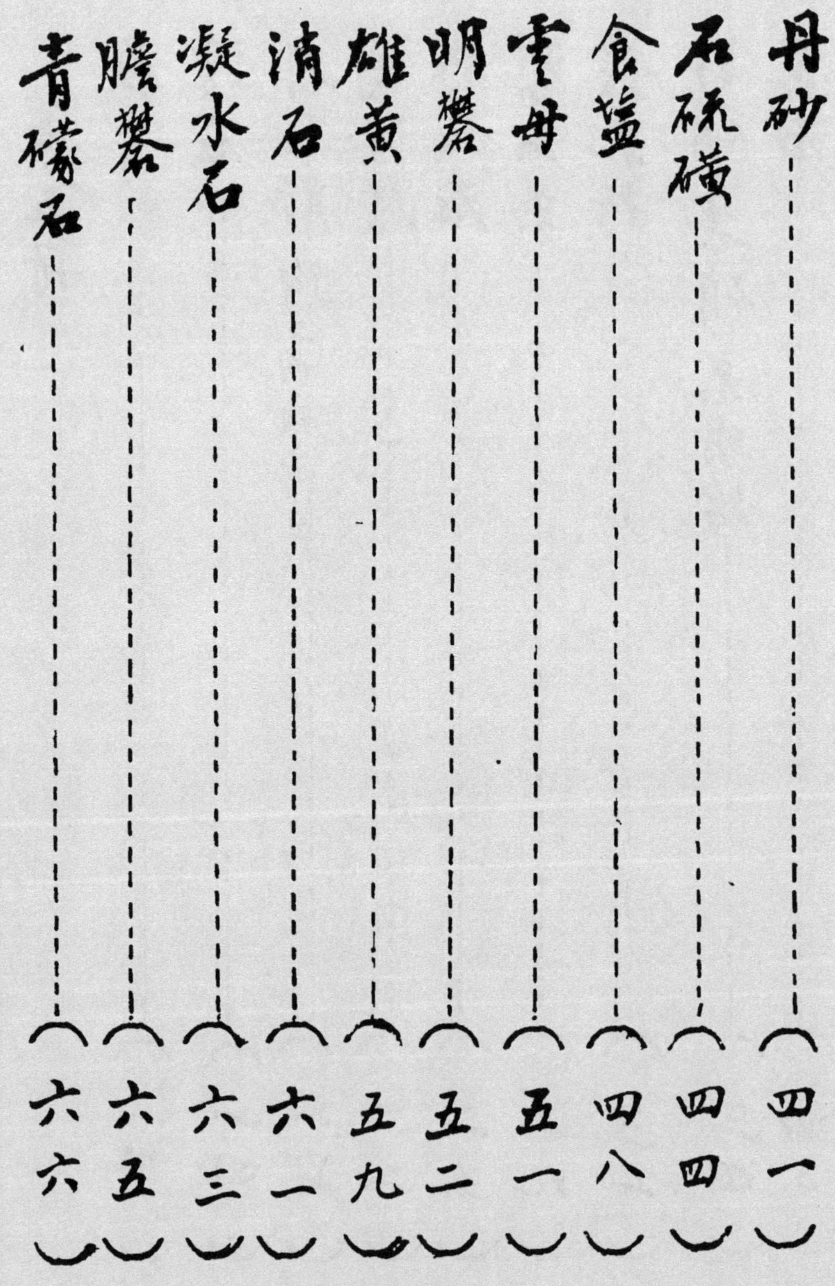

第六册

甘瀾水
井泉水
熱湯
陰陽水
露水
臘雪
冰
霜
地漿
溫湯
黄虀水
百草霜

（一五）

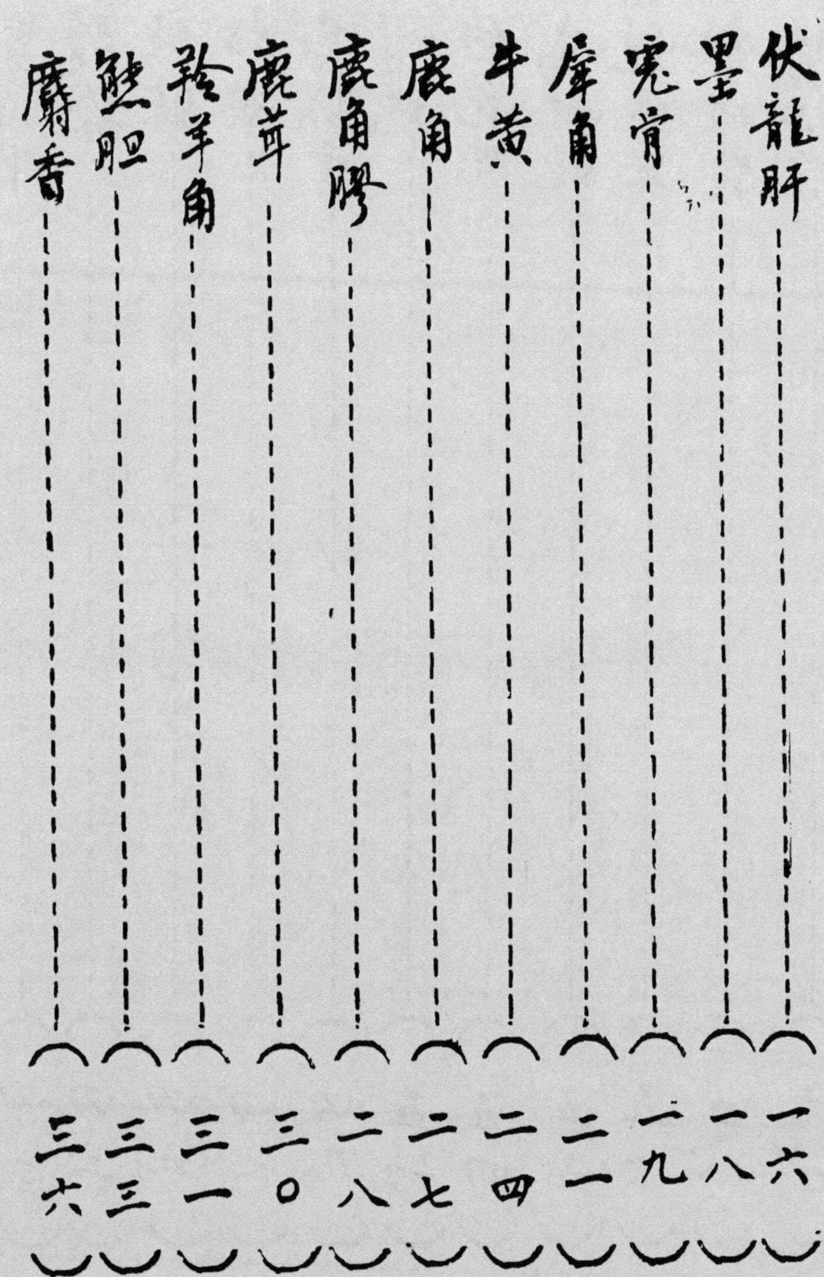

莆田縣國醫學校藥物學講義

緒言

涸惠民

藥物学者，研究各藥治病之功用與禁忌，及其產地、形態、性味、製法、用量之科学也。中國藥物孕育于神農時代，改進于黃帝，然尚未編為經文。及乎商周，始草創之，迨至兩漢，乃經多名家整理，而書出焉。及至明季，瀕湖博採眾說，集其大成，此書一出，不特本國習醫之士奉為科律，頃者歐美各國，亦競出重價收購，設非我國藥物對於治療顯着功效昭彰，安能動碧眼兒之重視哉！雖當此中西醫競爭時代，而社

1

2

會之信仰中医者，依然不受影響，識以中藥治病良效，確有不可磨滅者在。然藥物之所以能治病者，全在醫者之施用得當耳。用之得當，雖牛溲馬勃，盡是藥籠中物；用之不當，而人參黃耆，未免是延年之妙品。故於各藥之主治、禁忌、用量等項，必須研究明晰，毫無疑義，庶幾臨症用藥，得以萬舉萬當矣。

竊思藥學爲醫學之基礎，藥物爲治病之要具，欲進中醫，昌明國粹，不得先編撰精確實用之藥物學，爰取習用之中藥逐一採擇，宜要而確之性味，以至實在之主治，考古參新、取瑜、棄瑕、兼之產地、形態、用量、禁忌。間或採西人化驗之成方，以明其生理之作用，願讀者從茲拾級而登，精研不懈，一洗中醫落伍之譏，並躋於世界藥之林，未始非中醫之嚆矢也。

甘草 節梢附

科屬　荳科、甘草屬。

產地　陝西出者，道地。山西太原大同府出者亦佳。

形態　多年生草本。春月生新芽。高二三尺。葉羽狀複葉，往往自十餘片小葉而成。小葉長卵形，夏秋之際，葉腋生

3

花。蝶形花冠淡黄色。

性味　甘平。

主治　五臟六腑寒热、邪氣、堅筋骨、長肌肉、倍氣力、金瘡、瘡瘍、解毒、久服輕身延年。（本經）

溫中下氣、煩滿、短氣、傷臟、咳嗽、止渴、通經脈、利血氣、解百藥毒。（別錄）

腹中冷痛、治驚痫、除腹脹痛、補益五臟、腎氣內傷、令人陰不痿、主婦人血瀝、腰痛、凡虛而多热加用之。（甄權）

吐肺痿之膿血、消五發之瘡疽。（好古）

五臟　心、肝、脾、肺、腎

六腑　胃、小腸、大腸、胆、膀胱、三焦

五發：
陰病發於骨
陽病發於血
陰病發於肉
陽病發於冬
陰病發於夏

4

解小兒胎毒，驚痫。降火止痛。（時珍）

生用則氣平，调脾胃虚热，大泻心火，解癰疽腫，金瘡諸毒；炙用則氣温，補三焦元氣，治臟腑寒热，而散表邪，去咽痛，缓正氣。（石頑）

近世应用　補中藥（炙則温中）、解毒藥（生則瀉火）、和缓藥（调和诸药）、（梢）多作淋藥治、（節）瘍科多用作解毒藥。

入藥部份　根。

用量　錢分至兩許。

炮製　蜜炙　清水炙

禁忌　脾胃虛寒。而致中滿。或停飲者。

杏仁

杏仁以治喘作用為主，鎮咳作用為客，其主要成分為脂肪油，有緩下作用，故適用為實證，不適為虛證，此藥又有麻痺神經末端之性，故有鎮痛作用

科屬　薔薇科、櫻桃屬。

產地　為蒙古原產。各省栽培甚廣。

形態　杏之種子。少帶心臟形。一端尖銳。一端圓形。

性味　甘苦溫。

主治　咳逆上氣，雷鳴，喉痺，下氣，產乳金瘡，寒心奔豚，（本經）

腹痺不通，發汗，主溫病腳氣，咳嗽，上氣喘促，（甄權）

除肺熱，治上焦風燥，利胸膈氣逆，潤大腸氣秘，（元素）

6

近世应用　胸间停水，均治喘咳，而旁治短气、结胸、心痛、形体浮肿。」（药徵）

定喘止咳、消肿通便。（风寒喘咳、大肠气闭，便难始要。）

用量　三钱至五六钱。

禁忌　傻仁者杀人，禁用。虚咳便溏者忌。

麻黄

科属　麻黄科。

产地　我国中部各省。

形态　稍类木贼，茎有节甚显，节间有小叶如鳞片。茎生小枝。夏日开单性花。

「陈克恢博士从麻黄中提出有效成分，名「麻黄素」，且主要功用亦为气管支之妙药，能（治）气管支之喘息。每有种种原因，但不论原因为何，主证总不外乎气管支痉挛，麻黄精能使痉挛之气管支弛缓之后，胸腔阔大而气喘自平」

7

性味　苦温辛

主治　中風、傷寒、頭痛、溫瘧、發表、出汗、去邪熱氣、止咳逆上氣、除寒熱、破癥堅積聚。（本經）

喘咳水氣、旁治惡風惡寒、無汗、身疼、骨節痛、一身黃腫。（藥徵）

近世應用　定喘、發汗、利水。解表出汗，身熱頭痛，風寒發散

入藥部分　莖、根。

用量　小量八分。中量錢半，大量三錢。

炮製　蜜炙、生用，均宜去節。

禁忌　表陽虛者禁服。

8

桂枝

科屬　樟科

產地　廣西　雲南　及東印度。

形態　常綠喬木、有芳香、高達五十尺許。葉廣披針形。

性味　辛溫。

主治　上氣欬逆、結氣喉痹、吐吸、利關節、補中益氣、久服通神、輕身不老。（本經）

心痛、脅風、脅痛、溫經、通脈、止煩、出汗。（別錄）

偏風頭痛、開腠理、解表、發汗、去皮膚風濕。（元素）

10

用量　自八分至二三钱。

生理作用　能亢進胃液及唾液之分泌，以振起消化機能。

適治作用　發汗解熱及止汗作用、鎮靜、鎮痙、鎮痛作用、亢奮、強心、強壯作用、健胃、驅風作用、疏通瘀血及利尿作用。

止汗，舒筋，治手足痹

人參

科屬　五加科。

產地　我國北部均產之，惟吉林產最佳，北美洲與朝鮮亦均有出產。

形態　多年生草本植物，年莖高三四寸，一極五葉之掌狀複葉，二年二椏、三年三椏、每經一年、輒增一枝、至四五年時、莖高二尺、時根略與人體相類、頗肥大、葉為掌狀複葉、類七葉樹、但由五小葉而成、邊有小鋸齒、秋日開花、花小、作淡綠色、有五瓣、類五加花、繖形花序、果實扁圓狀、初青、熟則色赤、即藉殖用之種也。

性味 苦、弱微之酸性、皮應甘苦、微有香氣。

主治 補五藏、安神、定魂魄、止驚悸、除邪風、明目、益智、久服輕身延年。（本經）

五勞七傷、虛損、瘦弱、止吐、消胸中痰、治肺痿及癇疾、冷氣逆上、傷寒不食、凡虛而多夢紛紜者、宜之。

五勞　久視傷血　久臥傷氣　久坐傷肉　久行傷筋　久立傷骨

七傷　喜、怒、哀、懼、愛、惡、欲。

11

療腸胃中冷，心腹鼓痛，胸脅逆滿，霍亂吐逆，調中，消渴，止煩，通血脈，破堅積，令人不忘。（別錄）12

心下痞堅，痞鞕，支結也，旁治不食，嘔吐，喜唾，心痛，腹痛，煩悸。（藥徵）

湯本云：大抵用人參之法，宜主因的為胃衰弱，因新陳代謝機能衰減，伴起痞鞕，宜副因的為伴發之食慾不振，惡心，嘔吐，消化難，而不食，下利等證，苟反此原則，而用人參，亦有害而無效價。今雖有胃衰弱之徵，而無心下痞鞕，則不可用人參；雖有心下痞鞕，而無此機能衰減之候，亦不用本藥。

用量　三分至一錢。

忌症　腦充血。偏頭痛。　反藥　五靈脂、皂莢、黑豆、藜蘆。

白芍

科屬　毛茛科、芍藥屬。（亦作牡丹屬）

產地　浙江杭州等處。

形態　多年生草本，春月自宿根簇生新苗，高三四尺，莖與葉、皆帶赤色。葉複葉、生小葉往々三裂，呈深綠、初夏莖頂開花、花大而美麗、呈色種々。……

性味　苦平。

主治　邪氣腹痛、除血痺、破堅積、寒熱、疝瘕、（子宮陣痛）止痛、利小便、益氣。（本經）

13

通順血脈、續中散惡血、逐娠血之水氣、利膀胱、大小腸、消癰腫、 14

時行寒熱、中惡腹痛、腰痛。（別錄）

臟腑癰氣、強五臟、補腎氣、時疾骨熱、婦人血閉不通、能蝕膿。（甄權）

女人一切病、胎前產後諸疾、治風、補勞、退熱、除煩、益氣、驚狂、頭痛、目赤耳鳴、腸風、瀉血、痔瘻、發背、瘡疥。（大明）

止下痢、腹痛後重。（時珍）

成分：

含有澱粉、鞣酸、砂糖、揮發油、安息香酸（5%）與樹膠質等。

生理作用（安息香酸）服其过分劑量，覺燒熱、排泄時，則變成馬尿酸、而加增尿之酸度。

應用 補血藥、柔肝藥、定痛藥、痢疾藥。

入藥部分 根。

用量 小量錢半、三四錢、大量兩許。

炮製 酒炒、製酸寒。婦人血症酒炒。泄肝及下痢生用。

禁忌 中寒腹痛中寒作泄腹中冷痛腸胃中覺冷等證均忌

畏反 鱉甲、小薊、藜蘆。

葛根

科屬 荳科。

15

16

產地　各處均有。

形態　多年生蔓草，莖長二三丈，常纏繞於他物之上，葉大有三小葉互生，莖與葉俱生褐色之毛，秋日葉腋抽出花軸，長五六寸，總狀花序，花冠蝶形，紫赤色，兩體雄蕊，果實扁莢，密生褐毛。

性味　甘平。

主治　消渴，身大熱，嘔吐，諸痺，起陰氣，解諸毒。（本經）

療傷寒中風頭痛，解肌發表，出汗，開腠理，療金瘡。（別錄）

項背強也，旁治喘而汗出。（藥徵）

成分　含有多量澱粉質。

用量　二钱至四钱。

近世应用　发汗、清凉、解热、及胃肠作用不充分时作消导药。

禁忌　上盛下虚、表虚多汗者、忌用。

黄连

科属　毛茛科、黄连属。

产地　四川、雅州等处。

形态　多年生草、叶羽状复叶、早春茎梢着花、花小色白。

性味　苦寒。

主治　热气目痛、眦伤泪出、明目、肠澼、腹痛、下痢、妇人阴中肿痛。

17

（本經）

五臟冷熱久下洩澼、膿血、止消渴、大驚、除水利骨、調胃厚腸益膽療口瘡。（別錄）

鬱熱在中煩懆惡心、兀兀欲吐、心下痞滿。（元素）

近世應用 瀉火化濕、止嘔、解毒、止痢。

入藥部分 根。

用量 三四分至三錢。

鬱金

科屬 薑科、鬱金屬。

產地　我國之四川、廣東、江西及東印度。

形態　多年生草本，高二尺許，葉為長橢圓形，花黃有鱗狀之苞包之，一苞開三四花。……

性味　辛苦寒。

主治　血積下氣，生肌，止血，破惡血，血淋，尿血，金瘡。（唐本草）

女人宿血，氣心痛，冷氣結聚，溫醋磨服之。（甄權）

陽毒入胃，血頻痛。（東垣）

氣血心腹痛，產後敗血衝心欲死，失心顛狂，蠱毒。（時珍）

應用　散氣滯，破熱結，清瘀熱，並治還溫滇洞。

19

入藥部分　根。

生理作用　在胃時僅分解，至腸始被吸收。然多數仍由大腸排出，由腸壁吸入血中，即能增進血液濕化之功，同時又能令子宮粘膜之充血。

主治功效　月經不調。

用量　錢半至二三錢。

正朮（别名）生朮　漂朮

科屬　菊科。

產地　安徽、浙江、江蘇。

形態　莖高三尺許，葉大而卵圓，披古形之細毛，下部之葉，有深缺裂，

20

叶质颇硬，边缘微有锯齿，根茎为块状，表面呈褐色，内部黄白色。

性味 苦温。

主治 风寒湿痹，死肌，痉疸，止汗，除热，消食。（本经）

大风在身面，风眩头痛，目泪出，消痰水，逐皮间风水结肿，除心下急满，及霍乱吐下不止，利腰脐间血，益津液，暖胃，消谷，嗜食。（别录）

近世应用 健胃，利小便，及全身水肿。

生理作用 在胃肠内刺激胃肠之分泌增加，蠕动迅速，外，无特别無

其他作用，入血中即能令血液之循环增迅，血压加大，肾脏之血管亦同时鼓张，而利尿之机能，遂因此而增迅。

21

用量　五分至三钱。

忌症　失眠、

厚樸

科屬　木蘭科。

產地　四川及陝西。

形態　皮寬而厚、色深紫而棕。

性味　苦温、微辛。

主治　中風、傷寒、頭痛、寒熱、驚悸、氣血痺、死肌、去三蟲。（本經）

健脾、治反胃、霍亂、轉筋、冷熱氣、瀉膀胱及五臟一切氣、婦

22

人產前、產後、腹臟不安，殺腸中蟲、明耳目、調關節。（大明）

溫中益氣、消痰、下氣、療霍亂及腹痛脹滿、胃中冷逆、胸中嘔不止、泄痢、淋露、除驚、去留熱、心煩滿、厚腸胃。（別錄）

肺氣脹滿、膨而喘欬。（好古）

近世應用　脘腹脹滿、兼治寒濕腹痛。

用量　五分至一錢。極量至一錢五分。

禁忌　非腹脹滿者不用。非寒濕凝結之腹痛，亦不可用。

黃芩

科屬　玄參科。

24

産地 陝西 河南 山東

形態 多年生草本，春日自宿根生苗，至夏莖高達二尺許，葉為披針形，稍似柳葉，無柄，夏月莖頭枝梢開花成穗，花色帶紫或白。

性味 苦平。

主治 諸熱黃疸，腸澼，洩痢，逐水，下血閉，惡瘡，疽，蝕火瘡，瘍。（本經）療痰熱，胃中熱，小腹絞痛，消穀，利小腸，女子血閉，淋露下血，小兒腹痛。（別錄）

時賢研究 凡人病發熱，血液未有不熱者，高張則淋巴分泌熱勢，淋巴壅熱，水液失流行之常，此胸部苦滿之所由起，亦口苦咽乾之所由成，蓋

水液壅于胸脇，則有不能布于口咽也。以柴胡協黃芩，治少陽病，即是疏導淋巴，使淋巴不致瘀塞停留而已。（節蕭熙引章太炎語）

古方證明

仲景用黃芩有三耦：「氣」分熱結者，與柴胡為耦，如小柴胡及大柴胡湯是也。「血」分熱結者，與芍藥為耦，如黃芩湯及黃連阿膠湯是也。「濕」氣阻中者，與黃連為耦，如半夏瀉心湯及甘草瀉心湯是也。以柴胡能開氣分之結，不能洩氣分之熱；芍藥能開血分之結，不能清迫血之熱；黃連能治濕生之熱，不能治熱生之濕。故必協以黃芩，而後方爲見功。（節本經疏證）

近世應用

清涼解熱，嘔吐下利，心下痞，胸脇滿。

用量　六分至二錢。

禁忌　非心下痞、及腹冷痛者忌用。

菖蒲

科屬　天南星科。

產地　浙江江蘇安徽福建四川廣東。

形態　多年生草、生水邊、葉有平行脈、花小、色淡黃、葉上有脊如劍狀、根石上生、比根條嫩黃、堅硬、節稠、一寸九節者良。

性味　辛溫。

主治　風寒濕痺、欬逆上氣、開心孔、補五臟、通九竅、明耳目、出聲音、

26

主耳聋、癰疽瘡、温腸胃、止小便利、久服輕身不忘、不迷惑、延年、益心智、高志不老。(本经)

四肢湿痹、不得屈伸、小儿温瘧、身積热不解、可作沐湯。(别録)

(藥部分 本品之根。

近世應用 開竅、祛痰、健胃。

用量 五分至钱半。

禁忌 汗多、舌红、内热、口渴等病均忌。

反藥 麻黄、羊肉。

遠志

科屬　遠志科、顯花植物類。

產地　河南　陝西。

形態　生於山野間之常綠草，一根抽數莖，莖高達七八寸，形細、多側於地上，花互生，形卵圓或橢圓，夏季開花於葉腋側，色紫，花冠不整齊，似蛾形，總狀花序，花數稀少。——莖下接細根，色灰黃或帶黃，長七八寸，周圍三四分，頭係成圓，為扭轉形，或畧有分折之處，及不整齊皺縮，根心脫去而中空。——

性味　苦溫。

主治　欬逆、傷中，補不足，除邪氣，利九竅，益智慧，耳目聰明，不忘，

28

强志，倍力，久服轻身不老。（本经）

健忘，安魂魄，令人不迷，坚壮阳道。（甄权）

长肌肉，助筋骨，妇人血噤失音，小儿客忤。（日华）

近世应用　强心，豁痰，开窍。

入药部分　本品之根。

用量　八分至钱半。

禁忌　热高者禁用。

吴茱萸

科属　芸香科，吴茱萸属。

形態　中國原産落葉亞喬木，高丈餘，葉羽狀複葉，橢圓形，至小 30
葉長厚夏初開小花，綠黄色，短圓椎花序，簇生於莖之頂
端，果實紫赤色，開口者良。

産地　江蘇吳縣

性味　辛温有小毒。

主治　温中下氣，止痛，除濕血痺，逐風邪，開腠理，(本經)
利五臟，去冷痰，逆氣飲食不消，心腹諸冷絞痛，中惡心腹痛。(别錄)
痞滿塞胸，咽膈不通，潤肝燥脾，(好古)
下氣最速，極能宣散鬱結，故治肝氣鬱滯，寒濁下踞，以致

腹痛、疝瘕、等疾。或病邪下行極而上乃為嘔吐、吞酸、胸満、諸病均可治之。（節本草便讀）

近世應用　溫胃疏肝、

入藥部分　果實。

用量　小量三分、中量一錢、大量二錢。

當歸

科屬　繖形科、當歸屬、

產地　四川陝西

形態　外面色有黃褐色之皮、內部呈白色、長五六寸、濶約寸許、横

31

外面有導管狀之輪綱紋。

性味　苦溫。

主治　欬逆上氣、溫瘧、寒熱洗洗在皮膚之中。婦人漏下絕子、諸惡瘡瘍、金瘡。（本經）

溫中止痛、除客血內塞、中風痓、汗不出、濕痹、中惡客氣、虛冷、補五臟、生肌肉。（別錄）

近世應用　月經不調、幻覺性脹、經前腹痛、產後血崩等。

生理作用　在胃中僅能促進胃液之分泌增多、在腸始漸被吸收、同時又能激腸之粘膜、使腸壁吸收力強大、入血中能作

32

用專主刺激血液中之氧化酵素，令血液之燐氧化迅速，細胞之新陳作用亦隨之而增進，血壓亦能為增高，同時卵巢亦能誘起充血之作用。

用量　二三錢至兩許。

禁忌　(一)體溫增高，(二)腹瀉。

山藥

科屬　薯蕷科。

產地　河南。

形態　多年生蔓草，莖細長，葉長心臟形，有尖端，葉柄長，對生。

33

夏日葉腋生花，呈穗狀，花小，單性，淡黃綠色。34

性味　甘溫平。

主治　傷中，補虛羸，除寒熱邪氣，補中益氣力，長肌肉，強陰。（本經）

強筋骨，主泄精，健忘。（大明）

近世應用　補肺、脾、腎，澀止精帶。

入藥部分　根。

用量　小量三錢、中量五錢、大量兩許。

禁忌　脾虛有濕者。

枸杞

科屬　茄科。

產地　陝西、甘肅。

形態　落葉小灌木，高三尺許，葉為長橢圓互生，夏日葉腋開小花，花冠淡紫，實卵形而尖，色紅。

性味　甘微温。

主治　五內邪氣、熱中消渴、周痹、風濕，久服堅筋骨、耐寒暑。（本經）
心病嗌乾渴而引飲，腎病消中。（别錄）

近世應用　生精、養血、明目、潤腸。

入藥部分　果實。

用量　三钱至四钱。

禁忌　质润利肠，發熱而有外感性病者。

细辛

科屬　馬兜鈴科，细辛屬。

產地　陝西。

形態　多年生草，葉濶而尖，甚狭，有長葉柄，直生於根莖，花三瓣，色紫黑。

性味　辛温。

主治　欬逆上氣，頭痛腦動，百節拘攣，風濕痹痛，死肌，明目，利九竅。（本經）

36

宿飲停水，水氣在心下，咳喘，上逆胸痛。（藥徵）

溫中下氣，破痰，利水道，開胸中滯結，除喉痺。（別錄）

近世應用 溫裏，利水氣，除咳喘。

醫治作用 能生口涎，治牙痛，舌硬。

藥品鑑別 近世多以杜蘅混充。（俗名馬蹄香）

入藥部分 根。

用量 三分至八分。

禁忌 (一)頭燥口渴。(二)熱高舌紅。(三)大便燥結。(四)多服能令人昏迷，因本品含有麻醉性。

丹參

科屬　唇形科屬。

產地　陝西。

形態　外皮黃赤色，内部紫褐色。

性味　苦寒。

主治　心腹邪氣、腸鳴幽幽如走水、寒熱積聚、破癥除瘕、止頭痛、益氣（本經）

生理作用　入胃時微有與胃發起作用，而助消化，至腸後始次第分解，而被腸吸收，入血後能促進血液之循環，使赤血球產生極

38

盛、細胞之新陳代謝力、亦同時增加。

適應症　萎黄病、臟躁症。

用量　一錢五分至三錢。

忌症　胃加答兒胃出血。

沙參

科屬　桔梗科、沙參屬。

產地　河南陝西山東江蘇。

形態　多年生草莖、高二三尺、葉長卵形、端尖、邊緣有鋸齒、秋時葉腋開小紫花花冠為鐘狀五瓣。

40

性味　苦微寒無毒。

主治　血結驚氣、除寒熱、補中、益氣肺（本經）補虛、止驚煩、益心肺、并一切惡瘡疥癬及身痒、排膿消腫毒。（大明）清肺火、治久欬肺痿。（時珍）

近世應用　滋液、潤燥、除煩、祛痰。

入藥部分　根。

用量　三錢至一兩。

禁忌　舌苔厚膩、消化不良。

惡反　防己、藜蘆。

玄參

科屬　玄參科。

產地　直隸、山東。

形態　多年生草、野生、莖方、高五六尺、葉長卵形、端尖、有鋸齒、對生、夏秋之間、莖端開小唇形花、淡綠黃色、圓椎花序。

性味　苦微寒、無毒。

主治　腹中寒熱積聚、女子產乳餘疾、補腎氣、令人明目。（本經）

滋陰降火、解斑毒、利咽喉、通小便。（時珍）

41

近世应用　退實火、平血壓、消炎腫、解熱毒。

入藥部分　根。

用量　五錢至一兩。

禁忌　(1)腹瀉、(2)有惡寒之熱症。(3)脈遲苔白

苦參

科屬　荳科。

產地　安徽、四川。

形態　多年生草，野生，高三四尺，葉為羽狀複葉，互生，夏月開黃花成長穗，實為細長之莢子如小豆。

性味　苦，寒，無毒。

主治　心腹結氣，癥瘕積聚，黃疸，溺有餘瀝，逐水，除癰腫，補中，明目，止淚。（本經）

養肝膽氣，安五臟，平胃氣，令人嗜食，輕身，定志，益精，利九竅，除伏熱，腸澼，止渴，醒酒，小便黃赤，療惡瘡，下部䘌。（別錄）

成分　內含植物鹽基名（瑪篤林）

生理作用　入胃能刺激胃神經，增加胃分泌，而促進消化力，入腸能激腸之蠕動，使大便易排出，一部分由腸壁吸收，而入血，能增加血液循環之力。

医治作用　神經性消化不良、習慣性便秘。

近世應用　健胃、解熱、利尿困難、熱性泄瀉、痢疾、及肝臟疾患。

入藥部分　根。

用量　一钱至钱半。

反藥　藜蘆、菟絲子、川貝母。

常山。

科屬　芸香科，常山屬。

產地　四川、湖南

形態　本品生於山野中、為落葉灌木、葉楕圓形、呈九楔狀、光滑有遠望之小點。葉惡臭，春暮開淡黃色小花，雌雄異株，結實成莉。

性味　苦平無毒。

主治　瘧疾，欬逆，寒熱，腸中癥堅，痞積聚，邪氣，蠱毒。（本經）

治諸瘧，吐痰涎，項下瘤癭。（甄權）

消痰，出提，截瘧，不補。（本草通元）

前代記載　常山治瘧，人皆薄之，瘧家多蓄痰涎黃水，或停瀦心下，或結癖脇間，乃生寒熱，法當吐痰逐水，常山豈容不用。水在上焦則常山能吐之，水在脇下則常山能破其癖而下其水。（楊仁齋）

……人身悲勞之氣為病，其在肺無以痰涎，在腸胃

45

近人研究

之间，無非膜原之邪，在肝膽之間，無非積熱之凝為癥，堅與瘧，蜀漆（即常山苗）並能治之。（節錄翁炯安）

余當歐洲戰爭時，外貨來源短少，規那（即金鷄納霜）價值奇貴，乃以常山一味，仿西法製成丁幾劑，令患者一日三次分服，多獲奇效。……（郭受天）

……瘧有日日、間日、三日瘧之分。其病原係由（麻拉利亞）原虫之浸入人體血液中之赤血球內，營其增殖繁殖之作用，及其成為多數之幼虫，赤血球即為其所破壞，當此之時，此種原虫乃游走血液中，而產生一種毒素，人

46

體因受毒素之刺激，遂發生熱，故名為瘧脾。脾為無管腺之一，其實蓋一較大之淋巴腺耳！有製造白血球及淋巴球之功能。據一般醫學家之研究，凡人體感傳染病時，其脾臟常脹大，所以然者，因脾細胞有吞噬細菌之作用，——淋巴腺則在人體中有吸收水份及雜質之特能，並吸凡有害於身體之細菌亦多為淋巴球所困，俾不致有蔓延作祟之虞。——常山有治瘧之效能者，(1)即能中和（麻拉利亞原虫）在血液中分泌之毒素，並有撲殺瘧原虫之可能性。(2)當有刺激淋巴腺盡量吸收毒素及

47

排除毒素等抗毒作用。……故服用常山後，血液中之「麻拉利亞」毒素被其中和，精神不受刺激，其傳熱當不發，故脾脏亦清，其有患久瘧、慢性脾脏者，則常山服之無效，因此時脾臟内之血管，已發生栓塞，必須用去瘀藥攻之，常山無蕩滌瘀血之功能，故服之不效也。（許小士）

48

近世應用　截瘧、退熱藥。

（藥部分）　根。

用量　生服五分至一錢半，入煎極量三錢。

禁忌　惡甘草。

茵陳蒿

科屬　菊科、艾屬。

產地　山東、江蘇、浙江。

形態　宿根草本，葉爲似胡蘿蔔，密生白毛，梢葉分裂細碎如絲。夏月莖高二三尺，互分枝梢，着細小之頭狀花，點綴如穗狀，花色帶綠黃，氣似艾。

性味　味苦，氣芳，性涼，質輕。

主治　治黃疸，清濕熱，利小便，通關節，醫頭瘟、眼痛、瘰癧、瘴瘧、氣瘤。

近人研究　茵陳入脾、胃、膀胱，爲清熱利水、除濕去黃之藥，而藥徵

49

谓專治發黃者，何耶！蓋緣黃疸之原，因由於停濕蘊熱，既不得從汗腺而分泌，又不能由小便而排洩，鬱遏蒸發，如盦醬然，遂使周身發黃，而成疸症矣。茵陳味苦性寒，長於利水，俾鬱遏之濕熱得從小便而排洩，疸斯漸愈。長沙用治陽黃，義亦如是。（治義）

50

藥品辨真　葉細如青蒿，乾之作淡青白色，形如綿絮者為（綿茵陳）最佳。

用量　輕用錢半至二錢，重用三錢至四錢。

禁忌　蓋無發黃者，非此所宜。

赤小豆

科屬 豆科，菜豆屬。

產地 江蘇、浙江。

形態 一年生草本，莖高二尺許，葉為複葉，由三小葉而成，夏日葉腋開黃花，花冠為蝶形，結實成莢，長二三寸，中含赤色種子，即赤小豆。

性味 味甘微酸，性平質燥。

主治 利水殺蟲，排膿清癰，除痢疾，止吐逆，通乳汁，下胞衣，行津液而止渴，涼血熱，以清頭。

時賢研究 赤小豆入心、腎、小腸三經，能治下痢、腸澼，解酒止渴、胃癰、

除腫、排膿、散血、下胞衣、通乳汁、催難産等有形之病，總之赤小豆為行水、散血、燥濕、殺蟲之要品也。（治藥）52

藥品辨真　形同食米、顆大、色外紅內白、微帶黃色者佳。入藥以緊小而安豔者良。藥肆中往往以半紅半黑之相思子冒充，但相思子不能出芽，即此可以證偽。

用量　二錢至六錢。

禁忌　能滲津液，久服令人枯瘦。

紫胡

科屬　蝶形科、紫胡屬。

產地　我國陝西、江蘇及日本鎌倉。

形態　多年生草，有南北二種，北柴胡莖高二尺許，葉狹長互生，南柴胡高四五尺，葉狀如箭鏃，無柄，葉腳頗濶圍抱莖，皆於夏日開小黃花五瓣。

性味　苦平。

主治　心腹腸胃中結氣，飲食積聚，寒熱邪氣，推陳致新（本經）。

除傷寒心下煩熱，諸痰熱結實，胸中邪逆，五臟間遊氣，大腸停積，水脹，及濕痺拘攣（別錄）。

除虛勞，散肌熱，去早晨潮熱，寒熱往來，癉瘧，婦人產

古籍記載

前產後諸熱、心下痞、胸脅痛等。（元素）54
陽氣下陷、平肝膽、三焦、包絡相火，及頭痛、眩暈、目昏、赤痛、障翳、耳聾、鳴、諸瘡、及肥氣、寒熱、女人熱入血室、經水不調、小兒痘疹、餘熱、五疳羸熱。（時珍）
胸脇苦滿也，旁治寒熱往來，腹中痛，脅下痞鞕。（藥徵）
是以心腹腸胃之間，無結不解，無陳不新，仲景著小柴胡湯之效曰，上焦得通，津液得下，胃氣因和，身濈然汗出而解，以是知柴胡證，皆由於上焦不通，則氣阻，氣阻則飲停，能通上焦者，惟柴胡，專攻寒熱往來，為小柴胡主證。

近賢研究

而寒熱往來悉聚於上焦不通，特仍有不往來寒熱、不嘔、用柴胡湯者，亦終有上焦形象為據，如心下滿、脅下滿、脅下鞕滿、心下支結、胸脅滿微結、心下急鬱鬱微煩是也。乃仍有非上焦不通而用柴胡湯，如陽脈濇、陰脈弦、腹中結痛之用小柴胡湯。少陰病四逆，或欬，或悸，或小便不利，或腹中不痛，或泄利下重之用四逆散，則又當揣其義也。（節錄鄒樹本經疏證）

劉曜曦曰：柴胡之藥學徵兮，今日尚無研究，此藥可用之於痛風及熱性諸病，據近藤氏之研究，則謂此藥能有解熱及

55

泄下等之作用，（藤氏只執解熱一項研究之）『第56國民醫藥雜誌』

章太炎曰：本經論大黃，有曰推陳致新，柴胡亦然，夫大黃之蕩滌腸胃，推陳宿垢，甚為推陳致新，固顯然易解，柴胡亦具之，此則或為今人所不知，嘗考仲景之用柴胡證多胸脅苦滿，少陽證亦以小柴胡湯解之。少陽當手少陽三焦也，胸脅則為上中二焦，以近日生理學對勘之，所謂上中二焦，即淋巴管、胸管之一支，夫淋巴幹左曰胸管，由下而上，右曰右淋巴管，由上而下，故所謂胸管，即是上中二焦無疑，內經言上焦如霧，中焦如漚，下焦如瀆，又曰三焦者，決瀆之官，水道出焉。

生理学論淋巴系統之功用與內經之論三焦，不謀而合，總之三焦是淋巴線，似屬可信。凡人病發熱，其血液未有不熱，其之熱高張，則淋巴亦其熱勢，淋巴壅熱，水液失流行之常，此胸脅苦滿之所由起，亦口苦咽乾之所由，倘若水液壅於胸脅，則有不能布於口咽也。以柴胡治少陽病，即是疏導淋巴，使淋巴不致瀦塞停留而已。傷寒論服柴胡湯有曰，上焦得通，津液得下，胃氣因和，故濈然汗出而愈。此正柴胡疏導淋巴之力，非柴胡真能發汗也。

章次公曰：宋元以後，本草之記載叢出、雜糅，總合之可得根

57

本之觀念凡三：

(一)『以時令定其功用』自陰陽五行之說盛行以來，論藥者動以藥物產生時令而附會其功用，柴胡生長春初，春初為少陽司令，遂附會柴胡得春初少陽之氣以生，自有此說，橫梗於中，故生許多曲解。夫柴胡既生長於春，春氣發揚，故謂柴胡性升而散，肝旺於春，故謂柴胡入肝，肝主鬱，鬱久則生火，內經則以木鬱達之，火鬱發之為言，柴胡既能入肝，性又善升而散，謂為疏肝散鬱，升陽散火，是舊學理勢所必然者也。又近世以柴胡為婦科要藥，蓋謂女子善鬱，鬱為肝氣不能條達而微，柴胡入肝解鬱，似微定例。故柴胡為婦人科括者要藥。因柴胡既有入肝之說，遂又附會柴胡能引清陽之氣從左上升。蓋內經謂肝生於左也。按之近日生理學，肝臟實偏胸腸之右方。然則柴胡能引清陽之氣從左上升一語，不攻自破矣。

（二）『以柴胡為升提藥』。余嘗根本否認藥物之作用有升、降浮沉之說。蓋藥物之作用在使分子間之結合起變化，而無所謂升降浮沉也。彼以柴胡為升提藥之理由無非

59 因柴胡生長甚易得少陽之氣，因斷定其升散之性。於是張

元素謂其氣味俱輕，升也，陽也。東垣謂引陽氣而行陽道，又謂能引胃氣上行，是皆不求真理，徒尚空想，此金元諸家所以為藥學罪人也。夫既認定柴胡具升散之性，故後世泥內經清氣在下，則生飧泄一語，遂謂柴胡具升散之能，故柴胡有時遂為大便泄瀉之副藥，甚至謂止瀉劑中不用柴胡升提，病无不除。東垣補中益氣湯之用柴胡，實含此意，張石頑復為之說曰：適引肝膽清陽之氣上行，佐升達參耆之力耳。近世補劑中每以柴胡為佐，此亦根據其升散之理，謂其散諸經血結之氣滯，則以柴胡功用之真像識相去不遠。若因柴胡散諸經血結氣滞，遂推想有升提之作用，則於氣義無當矣。

(三) 曰以柴胡入少陽經也。自張仲景以柴胡為少陽寒熱往來之主方，後人遂泥定柴胡為少陽藥，遂倡麻黃入太陽經，葛根入陽明經，柴胡入少陽經之説。夫藥物僅可言其能治何種疾病，而不可言其能入某臟某腑也。奈後人頭腦顢頇，執信之不疑，故支離穿鑿之論，層出不窮。近人某氏有瘧邪伏於脊下兩板油中，乃是少陽經之大都會，柴胡能入其中升提瘧邪，透陽上出之語，氏在近日著作界中負有盛譽

61

也，就作偏生理，偏藥理之証者也，更無論矣。既認定柴胡為 62
少陽藥，遂生病在太陽，早用柴胡，將引賊入門之邪說，夫
病為藥所誤，乃攻傷寒，傷寒論中原有其例，夫柴胡仲
景以之治胸脅苦滿，而寒熱往來者，病在太陽無柴胡證者，
理無用柴胡之必要則可，若太陽病而早用柴胡，能使為
少陽，就吾經驗所得，殊不爾也。

近世應用　寒熱往來，婦科，瘧疾，解肌。

入藥部份　根、梢。

用量　小量八分、中量錢半、大量三四錢。

炮製　清炙、醋炒、鱉血炒

半夏

科屬　天南星科。

產地　湖北荊州者佳。湖南雲南四川安徽者次之。

形態　多年生草，平野自生，高七八寸，葉複以三小葉合成，花單性、爲同穗花序、雌花在下，雄花在上，花序以大苞包之，花軸之上部伸長成鞭，突出苞外。

性味　辛平有毒。

主治　傷寒寒熱，心下堅、胸脹、欬逆、頭眩、咽喉腫痛、腸鳴、下氣止汗（本經）

消心腹胸腸痰热满结，欬嗽上氣，心下急痛，堅痞，時氣嘔逆，消癰腫，療痿黃，悦澤面墮胎。（别録） 64

治寒痰及形寒飲冷傷肺而欬，消胸中痞，膈上痰，除胸寒，和胃氣，燥脾濕，治痰厥頭痛，消腫散結。（元素）

治眉稜骨痛（震亨）

痰飲嘔吐，旁治心痛，逆滿，咽中痛，咳，悸，腹中雷鳴。（藥徵）

生理作用

在胃無何等作用，至腸後能促進腸液之分泌，并和膵液化合，而被腸壁吸入血中，能激末梢神經，俾其神經振興，血液之循環增快，同時促進肺之呼吸作用，俾痰涎容易驅出。

開骨催生散 歸、芎、龜板。

適應用　除痰、鎮嘔。

用量　一錢至二錢。

禁忌　無濕痰及孕婦勿用。

反藥　雄黃、生薑、烏頭、皂莢。

川貝

科屬　百合科。

產地　四川。

形態　多年生草本，莖高二尺許，葉狹長，莖頂三葉尤小，末卷曲，三四月開花，花蓋六片，淡黃微綠，內面有條線，並雜紫點甚細。……

性味　辛平無毒。

主治　傷寒煩熱、淋瀝、邪氣、瘧疾、喉痹、乳難、金瘡、風痙（本經）療腹中結實、心下滿、洗洗惡風寒、目眩、項直、欬嗽上氣、煩熱、渴、出汗、安五臟、利骨髓（別錄）

60 消痰、潤心肺、和沙糖含，止嗽、燒灰油調，傅人畜惡瘡。（大明）

生理作用　本品之作用，出腸即漸次被腸壁吸入血中，使血球進行迅速，且由末梢神經受激而達腦神經，刺中樞神經興奮，呼吸深速，積極為排出，同時又使肺臟之沉滯減少，可免多量痰沫之釀成。

近世應用　潤肺、散结、除热、歛瘡。

用量　二錢至四錢。

畏反　烏頭、秦艽。

天花粉

科屬　葫蘆科。

產地　陝西

形態　多年生蔓草，葉掌狀，夏開白花，其根可製澱粉故名。

性味　苦寒無毒。

主治　潤肺燥，降火，治欬嗽，滌痰结，利咽喉，止消渴，利大腸，消癰

67

腫瘡毒。（時珍）

生理作用　在胃不起變化，於腸被吸入血中，能供血液流動增速，促進肺臟之呼吸迅速，令痰容易咯出。

医治作用　毛細支氣管炎。

近世應用　潤燥、消痰、生津液、退虛熱。

入藥部分　根。

用量　二錢至四錢。

禁忌　脾胃虛寒者忌。

旋覆花

68

科屬　菊科。

產地　粤桂。

形態　多年生草本，春日生苗，高一二尺，葉互生，橢圓形，出夏梢端，開黃花，大如錢，花形若菊。

性味　鹹溫有小毒。

主治　結氣，脇下滿，驚悸，除水，去五臟間寒熱，補中下氣（本經）
消胸上痰結，唾如膠漆，心脇痰水，風氣痹濕，皮間死肉，利大腸，通血脈，益色澤。（別錄）
行痰水，去頭目風。（宗奭）

69

消堅軟痞、治噫氣。（好古）

近世應用　胃部膨滿噫氣等。

入藥部分　花。

用量　錢半至二錢。

禁忌　大腸虛者慎用。

桔梗

科屬　桔梗科，桔梗屬。

產地　安徽

形態　多年生草本，高二三尺，葉披針形，有鋸齒，互生，秋月開花，花

70

大，生於茎及枝之頂端，花冠鐘狀，五裂，青紫色，或白色等之

有裂片五，果實為蒴。

性味　辛微温。

主治　胸脇痛如刀刺，腹满，腸鳴幽幽，驚恐悸氣。（本經）

下痢，破血積氣，消聚痰涎，去肺热，氣促嗽逆，除腹中冷痛，

主中惡及小兒驚癇。（甄權）

下一切氣，止霍亂轉筋，心腹脹痛，辟温，破癥瘕，肺癰，养血，

排膿，補内漏及喉痺。（大明）

利竅，除肺部風热，清利頭目，咽嗌，胸膈滞氣及痛，除鼻

71

塞。（元素）

近世應用　祛痰、寬胸、喉痛、排膿、腳氣。

入藥部分　根。

用量　小量八分、中量三錢、大量兩許。

枳實

科屬　芸香科。

產地　山東及江蘇。

形態　常綠灌木，高數丈、枝多刺、葉為長卵形、花多、秋間實熟、皮厚而中實。

72

水飲盤踞心下配白朮，腹痛便結配大黃芒硝，胸痺氣塞結氣配桂枝薤白，消痰結配瓜蔞，胸痺噫氣配生姜橘皮

性味　苦微寒。

主治　大風在皮膚中如麻豆苦癢，除寒熱結，止痢，長肌肉，利五臟。（本經）

除胸脇痰癖，逐停水，破結實，消脹滿，心下急痞痛逆氣，脇風痛，安胃氣，止溏泄。（別錄）

近世應用　脘滿，腹脹，大便結滯。

用量　八分至三錢。

禁忌　凡氣弱脾虛致為脹滿，宜用健脾之藥，枳實在所必禁。

防風

科屬　繖形科。

產地　山東、熱河、黑龍江。

形態　多年生草本，似青蒿而短小，春初發嫩葉，紫紅色，羽狀三裂，五月間細白花五瓣，作複繖形花序，實似胡荽子而大。

性味　甘溫無毒。

主治　大風頭眩痛，惡風邪，目盲無所見，周身骨節疼痛，久服輕身。（本經）

煩滿脇痛，風頭面去來，四肢攣急，字乳金瘡內痙。（別錄）

上焦風邪，瀉肺實，散頭目中滯氣，經絡中留濕，上部見血。（元素）

近世應用　搜肝風（好古）。感冒及痛風等。

入藥部分　根、

用量　一錢至二錢。

禁忌　血虛頭痛氣痙自汗忌服。

獨活

科屬　繖形科，獨活屬。

產地　漢口及四川。

形態　越年生草，莖葉皆有毛，夏月莖高六七尺，葉為羽狀複

75

56

葉，秋開小花，五瓣，淡綠，複繖形排花序，實紫 76

性味　辛苦微溫。

主治　風寒所擊，止痛，奔豚，癇痓，女子疝瘕，久服輕身耐老。（本經）

療諸賊風，百節痛風，無間久新。（別錄）

風寒濕痺，痠痛，不仁，諸風掉眩，頸項難伸。（李杲）

散癰疽敗血。（元素）

生理作用　入胃後僅能刺激胃壁神經，俟胃分泌稍增，出腸始行分解而被吸收，血液因此而循環迅速，且能麻痺大腦神經，使痛苦知覺消失。

近世應用　關節僂麻質斯，（痛風）眩暈項背凝痛。

藥用之部　根。

用量　一錢至二錢。

薄荷

科屬　脣形科，薄荷屬。

產地　江蘇太倉。

形態　春日自宿根生苗，莖方形高一二尺，葉對生卵圓形而尖，邊緣有鋸齒，秋季有於葉腋叢生淡紫色脣形花。

性味　辛涼，

主治

傷風、頭腦風、通関格、及小兒風涎。（蘇頌）78

利咽喉口齒諸病，治瘰癧、瘡疥、癮疹、風瘙、痔瘻、搗汁含漱，去舌胎，語澀，接葉塞鼻止衄血，塗蜂螫蛇傷。（時珍）

中風失音吐痰，（日華）

心腹脹滿，霍亂，宿食不消。（唐本）

生理作用

在胃腸中稍能刺激胃腸之粘膜，使胃感之麻木，入血中能令血行增速，心動加快，既則呼吸徐緩，血壓降低，由中樞神經之受激而傳達于末梢神經，使毛細管擴大，以促汗液之分泌。

近世應用　風熱藥。

用量　一錢至三錢。

忌症　貧血症。

荊芥

科屬　唇形科。

産地　野生、栽培，我國各處均有。

形態　一年生草本，莖高二三尺許，方形而柔軟，葉為箭鏃形，夏日於葉腋開紫色之唇形花，穗狀花序，有香味。

性味　辛溫無毒。

主治　寒熱鼠瘻、破結聚氣、下瘀血、除濕痹。(本經)

婦人血風及瘡疥。(蘇頌)

產後中風身強直。(孟詵)

散風熱、清頭目、利咽喉、消瘡腫、治項強、目中黑花及生瘡、吐血、衄血、下血、血痢、崩中、痔漏。(時珍)

成方　含有揮發油及樹脂。

應用　有發汗解熱之效，用於感冒頭痛眩暈之等，又為鎮痙藥，對於產後之牙關緊閉及四肢強直等。

用量　錢半至三錢。

禁忌　血壓河豚驢肉誤食令人吐血。

川芎　別名　芎藭

科屬　繖形科。

產地　四川。

形態　草植物，莖呈淡綠色，高達一二尺許，葉為二回羽狀複葉而小，葉具缺刻鋸齒，花為白色五瓣，綴於複繖形花序，根為球團形或長團形塊狀形，外面呈黑褐色，其面為粗糙而有凹凸，內面為淡黃色角質狀而堅硬。

性味　辛溫無毒。

82

主治　中風入腦、頭痛、寒痺、筋攣、緩急、金瘡、婦人血閉無子（本經）。一切風氣勞損血、補五勞、壯筋骨、調衆脈、破癥結、宿血、養新血、吐血、鼻血、溺血、腦癰、發背、瘰癧、瘡疥、痔瘻、長肉排膿、消瘀血。（大明）搜肝風、補肝血、潤肝燥、補風虛。（好古）燥濕、止瀉痢、行氣開鬱。（時珍）

成分　含有揮發油、蔗糖等。

應用　逆上及頭痛之特效藥。用於子宮痙攣及臟躁病等。

用量　一錢至錢半。

禁忌　本品不宜多用、或久服、以其氣味辛竄、能泄真氣。

天麻

科屬　蘭科。

產地　陝西。

形態　本品多產於山野、初生一莖直上、高三四尺、狀如箭簳、色赤、葉甚小、初夏開淡紫花成穗、實如豆大。

性味　辛溫無毒。

主治　殺鬼精物、蠱毒惡氣、久服益氣力、長陰肥健。（本經）

諸風濕痹、四肢拘攣、小兒風癇、驚氣、利腰膝、強筋力、久服

84

益氣、强身長年。（開寶）
助陽氣、補五勞七傷、鬼疰、通血脈、開竅（大明）
冷氣濕痺、癱瘓不隨、諸多恍惚、善驚失志。（甄權）
近世應用　頭痛眩暈、鎮痙、鎮痛、化痰、上下肢之知覺鈍麻、言語障礙等。
入藥部分　根。
用量　八分至錢半。
紫草
科屬　紫草科紫草科屬。
產地　雲貴魯陜桂。

形態　多年生草本，根之皮部深紫色，茎直立，高二尺許，葉為楕圓形，或多卵形，葉面粗糙，互生，茎葉皆有小毛，花小，常白色，生於葉之上部，花後結實，形小圓微尖。

性味　味苦、甘、鹹，性涼，質滑。

主治　内通絡脈，外達皮毛，透血熱之痘疹，解大癰之瘡毒。

修製　冬月採取根之老者，撅而乾燥之，酒洗，剉用。

藥品辨真　紫草之嫩苗，即紫草茸也。今市肆所售，色紫狀似礦石，乃係一種細蟲如蟻，羣緣於樹枝，聚其脂液，此物本名樹膠。今人用以治痘瘡，有活血起脹之功，無鹹寒作瀉之患，其功倍於

85

紫草，故亦以紫草茸呼之，實非紫草同類也，紫草以產於廣西色深紫而脆者為上，嫩苗尤佳，出貴州色紫性軟者亦佳，山東出者次之。

86

特質研究

紫草入肝經，兼入心包絡，為涼血、宜竅、泄熱、解毒之品，日醫石原保秀用以涼血、活血、利大小腸，故於痘疹欲出未出，血熱毒盛，大便閉澀者宜之，而紫黑便閉亦宜之，第已出而紅活，及白陷大便利者，是當慎用耳，曾育溪謂紫草性寒，脾氣實者猶可用，脾氣虛者，反能作瀉，古方惟用茸，取其初得陽氣，以發痘疹，今人不達此理，一概用之，則誤矣。（治華）

處方

（甲）內服 A 治小便不通毒氣閉塞，冬葵子、梔子、黃芩、秦艽、苦參、露蜂房、茯苓、木通、赤芍、澤瀉、車前子、蟬退。B 治痘瘡現紅色或紫色或黑陷乾枯便閉者，合紅花、生地黃、甘草、貝母、牡丹皮、犀角。

（乙）外用（一）治痘毒黑疔，合雄黃、胭脂汁調點。

（二）癒小兒白禿，合川楝子煎汁塗之。

用量 輕量一錢至錢，重量二錢至三錢。

禁忌 痘瘡寒氣血虛弱泄瀉不思食，小便清利者禁用。

牡丹皮

87

88

科屬 毛茛科、牡丹屬。

產地 陝西四川安徽灊山縣鳳凰山出產尤多。

形態 落葉灌木，高二三尺，葉二回羽狀複葉，小葉有二三裂片，互生，春日生葉後開花，花大，或單瓣或複瓣，呈紅紫白色，雄蕊甚多，雌蕊數枚，其周圍有盤狀囊。

性味 味辛微苦，性平微寒。

主治 治無汗之骨蒸，清絡中之伏熱，散風噤、風痺、癥頭痛、腰疼、平寒熱、瘈瘲、除癥瘕堅瘀血。

生理作用 在胃不起作用，至腸始與膵液化合，而被腸吸收，在血中能助血液之氣化，使全身血液旺盛，并能激生殖神經，而令卵巢充血。

時賢研究：牡丹皮入心經，兼入肝、腎、心包三經，為清透伏火、宣散血熱之藥。湯本求真謂：主除癥堅、瘀血，治女子經脈不通，血瀝腰痛。石原保秀用治痔瘡、吐衄等。王學權謂：丹皮氣香味辛，為血中氣藥，專行血破瘀，故能墮胎、消癖。所謂能止血者，瘀去則新血自安，非丹皮真能止血也。血虛而外感風寒，可用以發汗；若無瘀而血熱妄行，及血虛而無外感者，皆不可用。惟入於養陰劑中，則陰藥藉以宣行而不

89

滞，併可取其凉血之功，故陰虛人熱入血分，而患赤痢者，最為妙品。（治華）

醫治作用　月經閉止、痔瘻、腰痛、關節炎等，亦有用為強壯劑者。

藥品辨真　採山中單葉花紅者，根皮入藥為佳，市人或以枝梗皮充之，謬甚！

修製　採其根之經三年以上者，剝取外皮，陰乾剉用。

處方　(A)治婦人氣塊攻心，日漸黃瘦，經脈不行，合郁李仁、芍藥、當歸、川芎、桂心、苦參、大黃、貝母。

(B)治婦人血結，配苦參、貝母、玄胡索、白芍藥，為丸。

90

（C）温胞中伏火，合東白薇，入六味丸。

（D）治血虚骨蒸，合地骨皮，入四物湯。

用量　普通一錢至錢半，重量二錢至三錢，（日本）自二〇至六〇瓦。

禁忌　（1）自汗者忌。（2）孕婦及血崩，與經過期不淨屬虛寒者。（3）氣香而濁，極易作嘔，胃弱者服之即吐，用者宜審。

蘆根

科屬　禾本科、蘆屬。

產地　生於濕地，或淺水中，處處有之。

形態　多年生草本，莖高自五六尺達丈許，葉細長有尖端，與芒相

91

似，秋日莖端抽出大穗圓錐花序，花有殼呈濕色，莖與竹畧 92
似，細而強，有光澤，根色白有節，常隨土地之肥瘠，粗細不一。

性味　味甘性涼，氣清質輕。

主治　上宣肺絡，透熱鬱疹痦，中清胃熱，平熱傷噫噦，下輸膀胱，
止內熱溼痢。

成分　含有蔗糖、澱粉，及揮發油。

修製　去節鬚及赤黃皮，新鮮者良。

時賢研究　蘆根入肺胃腎三經，為清熱解毒利尿之藥，其根中空有節，
節靈通，涼而能透，淡而能滲，泄熱化溼，兩擅其長，此物池畔

甚多，夏月濕熱時發之际，須煎服之，故頗大，并於溼熱壞傷津液被劫之時，常用以煎湯代水，加入當用劑中，功難盡述。於陽為溼鬱，不能外達，下行，惡寒無汗，亦可用。蓋斯品合燈草煎服，湯之使熱從外達，汗出而愈，誰謂其賤之中而無其貴之用耶。（治華）

藥品辨真

向傳蘆葦一物二名，其實不然，細不及指者為葦，其幹較大者為蘆，須選水生者良，其筍者尤佳。

處方

(1) 治溼熱脘悶，合藿香葉、枇杷葉、佩蘭葉、薄荷葉、淡竹葉。(2) 治溼熱鬱蒸，內蒙清竅，神煩而昏，合細辛、白芥子、

93

牛蒡子、苦杏仁。(3)骨蒸肺痿，合麦冬、茯苓、地骨皮、新会皮、生姜皮。(4)治乾嘔不食，合竹茹、生姜、粳米，(5)治痘疹不起，合薄荷、連翹，

用量　轻用八錢至一兩，重用二兩至三兩。(法國)一日量一五、〇至二〇、〇格蘭姆

禁忌　舌苔白滑而膩，寒濕甚重者，及因寒而霍亂嘔吐者，均忌。

川楝子

科屬　楝科。

產地　四川、湖北。

94

形態 落葉喬木，高丈許，葉為複葉，葉芭、無容、妻间淡紫花，单性，雌雄異株，實為橢圓形，狀如小鈴，生青熟黃。

性味 味苦、性寒、兼有小毒。

主治 利小便水道。（本經）

止下部腹痛。（李杲）

治諸疝、虫、痔。（時珍）

療熱狂躁悶。（甄權）

時賢研究 川楝子入心包、肝、膀胱、小腸四經。安常謂：能入肝舒筋，導小腸之熱，因引心包相火下行，故為疝氣、及心腹痛之要藥。夫是出

95

若治疝要藥，人多知之，不知其治疝之義果安在耶？要知疝由寒束熱邪，無多牽引作痛，必須川楝子之苦寒，茴香之辛熱，以解錯綜之邪。更須察其痛之從下而上者，隨手輒應；痛之從上而下者，治法當辛溫散結，良非苦寒所宜，是又不可不知者也。（治義）96

藥名辨真　廣桔四川者為佳。

每方示例　（〡）治小兒癩疝，合木香、檳榔、蓬莪茂、山稜、青皮、陳皮、芫花、辣桂、牽牛子、巴豆為丸。（〢）治吊陰痛不可忍，合豬苓、澤瀉、梔柳、麻黃、木通、小茴香、烏藥、乳香、玄胡索、大茴香。（〣）治臟毒下血，配炒槐花。（〤）治腎囊溼痛，合吳茱萸。

用量　轻量八分至一钱，重量钱半至二钱。

修製　酒炒、或盐水炒。

禁忌　（1）性甚苦寒，脾胃虚寒者忌。（2）核肉二者不可并用。

延胡索

科属　延胡索科，

产地　西北诸省，如山西、山东、龙洞等处种之（每年在寒露后栽，至立春生苗）。

形态　春日生苗，茎高六七寸，叶形如竹，複叶，茎顶开花，色紫绿。地下有块茎，丛生如半夏，呈老黄色或金黄色。

97

性味　味辛微苦、性微温。

主治　破血、妇人月经不调、腹中结块、崩中淋露、产後诸血病、血运、暴血冲上、因损下血、煮酒或酒磨服。（开宝）

除风治气、暖腰膝、止暴腰痛、破癥癖、扑损瘀血、落胎。（大明）

活血和气、止痛、通小便。（时珍）

行血中之气滞、质阴温香、使气顺而血调、味兼辛苦、入胃能搜瘀治痛、达肝通治妇人经。（本草便读）

98

古籍记载

昔荆穆王妃胡氏、因食荞麦面着怒、遂病胃脘当心而痛不可忍、医用吐下化滞诸药、皆入口即吐、不能奏功、大便三日不行，因思雷公炮炙論云，心痛欲死，速覓延胡，乃以延胡末三錢，溫酒調下，少頃痛止，而大便行，遂愈。又，義老年五十餘歲，下痢腹痛，痛已垂危，用此藥二錢，米飲服，下痢即減十之五，調理而安。（綱目）

古方證治

遍身疼痛，此用延胡、當歸、桂心等分為末，溫酒調服二錢，日三服。（古今醫統）

遍身痛不可忍，以及冷氣腰痛，肢體拘急作痛，此皆一服即愈。（蓋靜脈鬱血之凝滯，甚則癥積，壓迫及神經乃致作痛，

99 延胡行血化瘀，當歸補血活血，桂心增加心臟之收縮力扶助

體溫之減弱。）故治身痛體溫奏功甚捷。（周維亨）00

遺質研究

心痛於死，急覓延胡。雷氏炮製之論，創為此說，後之方家奉為枕秘，且以為本品之能，了止此矣。然綜之古籍，參以目擊，知主治之實廣且多，而世醫不察，人云亦云，止痛以外一切抹殺，為可惜也！夫延胡之能，不獨治心痛。瀕湖李氏已慨乎言之，惜其寥寥數語，引而不發。晚近海陬之輩，又復過目即忘，不加推廣，習俗相沿，殊難索解。只知騏驥馳騁，導夫先路。凡前修之含意未伸，均賴後起者之所當孜孜矻矻之拾遺補闕。本品之心痛所需，既闕厥見，夫人知之，儘可付之不必深論。其未能默爾而息。此列治瘖、治痢、治淋、以及世医未之盡知也。治喘、治痹、治癃閉、癃閉又特俗之莫或注意也。譬空谷之幽蘭，誰聞風而欣賞乎？憲一得之智，其興言及此，誰能無辨。嘗見世之治癃閉者矣，十之六一而未效，蓋十之二，或而無功。一切利濕之藥，數然並進，而水道之不通固自若也。有謂其衰之因此肝熱太甚，厥氣上升所致耳，以是藥為君，而加苦楝、瞿麥、車前、鱉甲及五淋湯之類而進之，覆杯而效，若決江河。嗣是凡肺之熱兼隔為心之熱兼導赤為腎命門之熱兼通關與知柏八味，均主此物及前項之諸佐加減，要應手而效，未遑殫述。

10十二二（節錄王彬之）

生理作用　激動子宮之凝血，（行血）而使月經之來潮，（通經）排除血中雜物，（化痰）促進血液循環。（行氣）

102

醫療應用　能行血中滯氣、氣中血滯，為行氣化滯之要藥，故主治心腹諸痛、腹中結塊、跌仆瘀血內積、脘腹脹痛、周身疼痛等症，以及痰涎瘀積、凝滯中焦，發為脘滿腹脹，亦宜用此疏逐之劑。

用量　五分至一錢，極量一錢半。

禁忌　凡非痰涎瘀血凝滯者，不可混用。津液虛耗、血熱內壅，發為心煩口渴，雖有肝胃氣痛，非延胡所治。

蘊合集、

科屬　金縷梅科，楓屬。
產地　概產於小亞細亞波斯諸地。
形態　係蘇合香樹所流之脂，為柔軟膠質之濃稠液體，透明褐色。
但含有水氣時則溷濁而作灰色。
性味　味苦辣，性平溫，氣芳香，質稠潤。
主治　逐邪辟惡，通竅開鬱，解蠱毒，去三蟲，能清山嵐惡瘴，善
開痰凝氣厥。
處方　（甲）內服　（一）治氣逆心痛及順氣化痰，合沉香、白檀香、蓽
撥、安息香、辰砂、犀角、白朮、訶子、香附、麝香、龍腦、薰陸香、蜜

丸。(二)療痧症、霍亂中惡、絞痛、合香附、沉香、檀香。

(乙)外用 擦癬法，配樟腦、蛇床、豬油調膏。

用量 外用二厘、內量一分半。

禁忌 辛烈氣竄，陰虛火旺者、氣虛痰多者、忌之。

胡荽子

科屬 繖形科 胡荽屬。

產地 原生於地中海沿岸，(張騫使西域得種歸)始移植于本國各地。

形態 一年生草，莖高尺許，葉為羽狀複葉，細裂有鋸齒，夏初開細花，簇聚成繖，實爲分裂果，色黃色，或黃褐，中分二房，子黏附於殼內，長一分至分半，形如半月。

性味 味辛，性溫，氣香，質燥。

主治 通心竅，達四肢，破鮮肉積，亦殺魚腥，發寒鬱痘疹，消冷濕穀食。

處方 內服 （1）治赤白痢疾，炒研和沙糖生薑。（2）治寒氣胃痛，合菖蒲根、土木香根、橙皮、桂苗香。

外用 （1）痔漏脫肛，煎湯和麩皮乳香薰之。（2）痘疹出不快，用胡荽二兩，以酒二大盞，煎沸沃之，以物蓋之，勿令洩氣，俟冷含噴，從背至足令遍，勿噀頭面。

105

用量　轻用六分至八分，重用钱半。

禁忌　（1）气虚之人忌，（2）痘疹出不快非风寒外侵及秽恶之气触犯者忌。

莆田国医专科学校讲義

藥　物

（二册）

1945

民国三十四年五月重订

是政治。由這個定義看來，政治是管理衆人之「事」的工具，不是管理「衆人」的工具，雖然「事」與「人」不能絕對的分開，但是政治根本的主要的作用，卻在管「事」，而不在管「人」，不過有時因為管「事」而附帶及管「人」罷了。政治的本來作用是管「事」，向來是不是能夠充分的發揮，是不是沒有被人濫用，把牠當作管「人」的工具呢？我們可以說：政治的權力為個人或少數人掌握的時候，政治就失去管「事」的作用，而變為管「人」的工具。因為這個時候，政治權力既不是為人民所「有」。政治當然不是由人民而「行」，為人民而「行」，所以政治常被利用為圖謀掌握政權的一個人或少數人的利益，而犧牲掠奪

所以縣規定爲地方自治的單位

第五章　政權

一　政治、政權、民權

前章已把政府組織與職能說過了，現在我們要問政府究竟有甚麼用呢？政府的設立並不是位置人做官的，而是來維持一種社會制度，使大家都得着利益享着幸福的，換句話說，政府祇是爲實行某種政治而設立的權力機關罷了。政府既以政治爲前提，那末，政治是甚麼東西，我們是有首先了解的必要。據民權主義上說：政就是衆人的事，治就是管理，管理衆人的事，便

牛膝（别名）牛莖 苦杖根 接骨草 對節菜

科屬 莧科。

產地 四川。

形態 多年生草莖，方形，高二尺許，葉楕圓形，對生有柄，邊緣波狀鋸齒頭，穗狀花序腋出或頂生，夏日開綠色小花，結小楕形苞果，小苞有刺，常附着人衣。

性味 苦酸平（微甘）。

成分 牛膝之成分，約含有8%之灰分，其中以鉀鹽類為最多，（K_2O 60%）並含有多量之黏液質牛膝皂素。

1

2

主治　寒濕痿痹、四肢拘攣、膝痛不可屈伸、逐血氣、傷熱、火爛、墮胎、久服輕身耐老。（本經）

療傷中、少氣、男子陰消、老人失溺、補中續絕、益精、利陰氣、填骨髓、止髮白、除腦中痛及腰脊痛、婦人月水不調、血結。（別錄）

治陰痿、補腎、助十二經脈、逐惡血。（甄權）

治腰膝軟怯、破癥結、排膿、止痛、產後心腹痛、并血運落死胎。（大明）

近世應用　腰膝疼痛、及淋疾等。

用量 一錢至二錢、重量四錢。

〈藥部分〉根、

畏反 龜板、白前。

古方研究 (一)牛膝散 治產後胞衣不下，令胞爛。牛膝 瞿麥 當歸 通草 葵子 水煎服「得效方」用赤豆二合主治產後水腫甚效。

(二)牛膝散 治婦人月水不利，臍腹疞痛。牛膝 桂心 芍藥 桃仁 延胡索 當歸 牡丹皮 川芎 木香各五分 右為末，每服方寸匕，溫酒調下。據本草經驗，去木香，加紅

3

花治產後惡血諸疾尤效。

4

東人試驗

日本本多及佐佐二氏以牛膝浸膏之種々分量飼幼弱雌性家兔持續喂給後剔出子宮及卵巢，先計測大小認為無特別變化，對於天竺鼠之腸及子宮有收縮作用，牛膝是素呈溶血作用及壓血質凝固作用，復將牛膝配以生藥，各別製成酒精浸膏，計有八種，用鉛類沉降分別沉澱及濾液，行動物試驗，檢查其子宮及腸之作用，結果如次。

（1）配桂心者　濾液對於子宮及腸，緊張增高，其沉澱部分，有反對作用。

（2）與白芍者　以鉛糖分離後，筋緊張亢進，

（3）與桃仁者　分離後緊張亢進。

（4）與延胡索者　分離後緊張降下，作用不著明。

（5）與當歸者　分離後緊張增高，沉澱部對於腸無特別作用。

（6）與川芎者　分離後濾液對於子宮呈緊張性沉澱，有降下性作用，對於腸管作用不明。

（7）與牡丹皮者　分離後無多大作用。

（8）與木香者　分離後對於子宮緊張起降下作用，對於腸無甚影響。

5

藥理作用 牛膝有利尿及强精之效，又爲通經藥，多用時有流產之虞。6

黄耆 （别名）蜀脂 百本 芰草 百藥綿

科屬 荳科、蝴蝶花形類之宿根。

產地 陝西白水鄉及山西沁州綿上產者名綿黄耆最良。

形態 多年生草，山地自生，莖卧地或蔓狀，葉爲羽狀複葉，有毛，夏日開淡黄色花，花冠爲蝶形，結莢似赤豆。

性味 甘微温。

主治 癰疽久敗瘡、排膿、止痛、大風癩疾、五痔、鼠瘻（瘰癧）、補虚、小兒百病。（本經）

五痔 牝、牡、脈、血、腸。

鼠瘻 即瘰癧别名

婦人子臟風邪氣、逐五臟間惡血、補丈夫虛損、五勞羸瘦、止渴、腹痛泄痢、益氣、利陰氣。（别錄）

大補陽虛、温分肉、實腠理、排膿內托、瘡瘍聖藥、痘疹不起、陽虛無熱者宜之。（朱震亨）

主治肌表之水也，身體腫或不仁。（藥徵）

藥品鑑别 近來恆有奸商採苜蓿根充售，但苜蓿根堅而脆，肉色黄，味苦，而黄耆質軟如綿，直長無枝，细皮皺紋，切斷有菊花紋，色黄白，味甜鮮潔，帶有綠豆氣者，為最佳。

入藥部分 根。

8

修治　去頭上錫皮，搥扁，用蜂蜜水拌蒸切片，或用鹽水潤透，隔湯蒸熟，切用，亦有用生者。

用量　小量一錢至二錢；大量三錢至六錢。

禁忌　陰虛身熱者不用，表實有熱者、積滯痞滿者忌。本品功專補氣，肥白多汗為宜，若面黑形實而瘦者，誤投之令人胸滿，宜用三黃湯瀉之可解。

畏反　惡龜板、白鮮皮。

近人之說　古之所謂黃耆大補陽氣、逐水、排膿、生肌、長肉、實腠理、止汗、溫分肉、治羸瘦云云。蓋本品有補益成分，能使肌肉細胞、恢復生活力之功效也，肌肉細胞强壯，則膿可排，水可逐，肌肉温煖，汗自止，虛弱羸瘦亦自復元矣。然返觀古人論藥效極不一致，且似空泛，如「大補陽虛」，驟視之幾令人迷離惝恍，故日人東洞氏力闢補虛，謂只能治肌表之水，鄙意此物究是一種富含興奮性之强壯劑，故本西說之營養素內强心肺，健腰腎，外走肌表，直接供給營養分於肌肉細胞，故耳！（勞逸）

臨床徵驗

著名西醫俞鳳賓君，記陸君（仲安）治胡適之先生糖尿病方藥一文云：胡適之先生患腎臟病，尿中含蛋白質，腿部腫

痛，在京中延西医診治不效，改西医告以同樣之症，曾服中藥 10
而愈……乃延中医（陸君）處方數月全愈，方為「生耆四兩
甘草二兩 雲苓二兩 澤瀉二兩 木瓜二兩 西黨三兩 淡苓二兩 法夏二兩
杭芍四兩 炒於朮二兩 山萸肉二兩 三七二兩 生姜二片」此係民國九年
事。（美國人不善治糖尿病，因襲其法製黃耆精出外賣
著。近年因以大賣）「田桐著中華民國興廢論中上頁」

淫羊藿（別名）仙靈脾 千兩金 放杖草 三枝九葉草

科屬 小蘗科、碇草之葉。

產地 陝西、山東、湖南、四川等處。

形態　本品自生於山野，由宿根叢生數細莖，再由生葉，莖如粟稈，高達一二尺，一柄有三枝，九葉，葉二回掌狀複葉，自九小葉而成。小葉心臟形，邊緣有細鋸齒。數者葉葉之中央抽出一花梗，夏月開總狀花序，花瓣四，或紅或白或淡紅，或淡紫，之四瓣花，倒垂如鐵錨。

性味　微苦。

主治　陰萎絕陽，莖中痛，利小便，益氣力，強志。（本經）

堅筋骨，消瘰癧，赤癰，下部有瘡，洗出蟲，丈夫久服，令人有子。（別錄）

12

丈夫绝陽無子、女子绝陰無子、老人昏耄、中年健忘、一切冷風、勞氣、筋骨攣急、四肢不仁、補腰膝、强心力。（大明）

入肝腎、補命門、益精氣、堅筋骨、利小便、治绝陽不興、绝陰不産、冷風勞氣、四肢不仁。（本草從新）

近世應用　强壯藥、凡精氣缺乏、及神經衰弱、陰萎、四肢常痙攣者。

用量　五钱至一兩。

入藥部分　葉。

修治　夏季採其葉、剪去邊緣及花梗、以羊脂拌炒、或酒浸用之。

禁忌　虚火易動、及夜熱盜汗者。

畏反　互詳他藥無畏反，合山藥同用者良。

近人之說　民廿年秋，余承乏上海國医学院教授，有國文助教曹湘人君，年逾不惑，因嗣育艱難，納村女為小星，性交時陰莖舉而不堅，服（育亨賓）及灸治均無效，商治于余，余勸服淫羊藿重用一兩，雜于大隊補腎劑中，越日來告，服後同房迥異平時，據此可見本品確為助陽藥，而克治陰萎也。（沈仲圭）

上品為强壮劑
中品為治病
下品含有毒素
非对症不用

黄蘗　（别名）黄柏　蘗木　山層

科屬　芸香科，黄蘗屬（舊作秦椒科）

產地　四川、陝西。

13

形態　莖葉喬木，幹高三四丈，葉為奇數羽狀複葉，夏日開細黃花，雌雄異株，實色黑，大如黃豆，餘之內皮色黃。

鑑別　外皮黃黑色，有深裂痕，內皮作黃色者為最佳之品也。

性味　苦寒無毒。

成分　有效成分為「秘魯培林」，而含有植物樹膠液，約七至八%。

生理作用　有增加胃液，促進消化之能，至腸有刺激腸壁神經，使腸吸收增加，入血後，能使血液循環有標準之次數，而神經亦同時振興。

主治　五臟腸胃中結熱，黃疸，腸痔，止泄痢，女子漏下赤白，陰陽

14

蝕瘡。（本經）

療驚氣、皮間肌膚熱赤起目熱赤痛、口瘡、久服通神。（別錄）

男子陰痿及傅陰上瘡，治下血如雞鴨肝片。（甄權）

瀉伏火，救腎水，治衝脈氣逆、不渴而小便不通，諸瘡痛不可忍。（李杲）

近世應用　功效有六、（1）瀉膀胱龍火、（2）利小便結、（3）除下焦濕腫、（4）治痢疾先見血、（5）治臍中痛、（6）補腎不足、壯骨髓。

用量　一錢至二錢半。

入藥部分　皮。

方劑名稱　黃柏、鹽柏。

藥名　乾膝。

肉蓯蓉（别名）金笱、黑司命、碧水龍。

科屬　列當科之寄生植物。

產地　甘肅、陝西、河南。

形態　本品寄生於赤楊之根上，莖黃褐色，肉質柔軟，長尺餘，葉黃褐色鱗片狀，互生，植物體全部不具葉綠素，地下有塊根，包圍宿主之根，以吸收養分，花與莖葉同色，叢生於莖之上部，夏日開唇形花冠。

七傷　大飽傷脾，大怒氣逆傷肝，傷力舉重久坐濕地傷腎，形寒飲冷傷肺，憂愁思慮傷心，風雨寒暑傷形，恐懼不節傷志

性味　甘微溫無毒（酸鹹）

主治　五勞七傷，補中，除莖中寒熱痛，養五臟，強陰，益精氣，多

16

子、婦人癥瘕、久服輕身。（本經）

除膀胱邪氣、腰痛、止痢。（別錄）

益精髓、悅顏色、延年、大補壯陽、治婦人血崩。（甄權）

男子絕陽不興、女子絕陰不產、潤五臟、長肌肉、男子減精、夢遺、女子帶下、陰痛。（大明）

近世應用　陰萎、遺精、白帶、及止血潤腸。

用量　三錢至五錢。

禁忌　鐵、然胃虛者服之、令人嘔吐泄瀉、及強陽易興而精不固者、均忌。

七傷（醫學入門）

陰寒　陰萎

裏急　精漏

精少　精清

小便數

18

公丁香（别名）丁子香、雞舌香、百里馨。

科屬　桃金孃科丁香樹之花蕾。

產地　印度摩鹿加島及廣東番禺。

形態　丁香樹係生熱帶地方之圓椎形常綠樹，幹直立，高二丈餘，葉对生，作長橢圓形，前端尖，邊緣無鋸齒，作不正波濤狀，花略作傘形，有淡紅色花瓣，實為長圓形肉果，作革質，花蕾乾燥，萼長三分餘，粗一分許，作長圓柱形，下方稍作方形，萼瓣缺裂為四，質柔韌似革質，有脂肪狀光澤，實殘之前端分為二房，中藏多數卵子。

性味　辛溫無毒。

成分　含有揮發油(加里奧費魯林)膠質、樹脂、單寧酸、水楊酸等……

生理作用　能使胃黏膜充血、令人覺飢、並能促進胃液之增加、使胃蠕動迅速、又能刺激腸壁神經、使腸之蠕動增加、及被吸收而入血管內、能收血中之氧、更能增多血球之數、使大腦及主要神經、皆受激動而興奮、心臟之興奮亦同時亢進、與霍亂菌相遇、能停止其運動、而使之呈麻痺狀態、或竟由麻痺而死。

19

主治　温胃、煖腎、止呃逆、除嘔噦、霍乱、吐瀉、寒冷腹痛、胃空痛、初期霍乱、疝痛。

近世應用　健胃、吐瀉及寒冷之腹痛。

用量　五分至一錢。

入藥部分　花蕾。

方劑名稱　公丁香、（雄者小粒）母丁香、（雌者大）

施用宜忌　凡病非屬虛寒者禁用，忌火、畏鬱金。

紀述考證　丁香辛温純陽，細嚼力直下達，故書載能泄肺、温胃、煖腎，非若縮砂仁力嗇温肺和中，木香功能温脾行滞沉氣功能入腎補火，而於他臟則止兼而及之也。是以亡陽諸症，一切呃噦、呃逆、反胃、并霍亂、嘔噦、心腹冷疼、並痘瘡灰白，服此逐步開闔，直入丹田，而使寒去陽復，胃開氣縮，不致上達而為病矣。此為煖胃補命要劑，故逆得温而逐，而呃自可以止。若止用此逐滯，則木香較此更利，但熱症則忌用。（黃宮繡）

丁香辛温，煖胃，去濕，散寒，殺蟲，消痘，解穢，治冷痢，止冷痛，療虛噦，補虛陽，制湯肉、魚蟹、瓜果諸毒。古人含之奏事治口臭。陰虛內熱人忌之。（王孟英）

驗方示例　痘瘡虛寒之極，又值冬月寒氣薄之，發不出者，用丁香加入陳氏異功散。

食蟹致傷，丁香末薑湯服五分。（證治要訣方）

暴心氣痛，丁香末酒服一錢。（肘後方）

乾霍乱不吐不下，用丁香十四枚，研末，以沸水和之，頓服。不瘥，更作。（千金方）

傷寒呃逆及噦逆不定，用丁香一兩，乾柿蒂焙一兩，為末，每服一錢，人參湯下。（簡要濟衆方）

小兒脾胃虛寒，嘔吐不止，丁香半夏末各一錢，薑汁浸一夜，曬乾為末，薑汁打麵為丸，黍米大，薑湯下。（全幼心鑑方）

菟絲子（別名）玉女、唐蒙、無根籐、天碧草。

科屬　旋花科。

產地　朝鮮及山東。

形態　本品係一年生蔓草、莖細長、淡黃或淡紅色、有左旋卷絡性、葉小鱗狀片、不含葉綠素、常纏掛他植物之莖上、而由被纏之植物吸取滋養料以生長、秋初開小花帶赤色、後結實、大一公厘、熟則呈黑褐色。

性味　辛甘平無毒。

主治　續絕傷、補不足、益氣力、肥健人。（本經）

养肌、强阴、坚筋骨、主茎中寒精自出、溺有余沥、口苦、燥渴、寒血凝积、久服明目轻身延年。（别录）

治男女虚冷添精、益髓、去腰疼、膝冷、消渴、热中、久服去面野、悦颜色。（甄权）

补五劳七伤、治鬼交泄精、尿血、润心肺。（大明）

近世应用　滋肾、及强壮药。

用量　钱半至三钱。

炮制　酒浸一宿、焙去泥土。

佐使　得酒良、山药、松脂为之使。

山茱萸（別名）蜀酸棗、肉棗、鷄足、鼠矢。

科屬　山茱萸。

產地　江蘇、山東。

形態　本品係落葉樹、高丈餘、葉卵形而尖、對生、春日開小花、黃色、數個集生、果實長楕圓形。

性味　酸微溫。

成分　含有多量之「糖分」與「有機酸」。

主治　心下邪氣、寒熱、溫中、逐寒濕痺、去三蟲、久服輕身。（本經）

腸胃風邪、寒熱、疝瘕、頭風、風氣去來、鼻塞、目黃、耳聾、下

26

氣、出汗、強陰、益精、安五臟、通九竅、止小便利、久服明目、強力長年。（別錄）

治腦骨痛、癢耳鳴、補腎氣、興陽道、堅陰莖、添精髓、止老人尿不節、（甄權）

煖腰膝、助水臟、除一切風、逐一切氣、破癥瘕、治溫瘧。（大明）

溫肝、補虛、濇精氣、煖腰膝。

近世應用

用量　一錢至二錢。

入藥部分　果實。

方劑名稱　山萸肉、石棗。

用法 去核（因核能滑精）。

禁忌 命門火熾、强陽不痿者忌之。膀胱熱結、小便不利者法當清利，此藥味酸主斂，不宜用。陰虛血弱不宜用，即用應與黃柏同加。

古賢研討 本品微温之性，不敵酸斂之味，故固濇腎氣之力，實較滋陰補腎爲尤大。王好古曰：「滑則氣脱，濇劑所以收之，山茱萸止小便利，秘精氣，取其味酸濇以收滑也。」寥寥數語，直將是物之功用，和盤托出。近人治遺精多用六味丸，蓋賴萸肉酸收之功，以固封藏之本也。且其收濇之力，不僅止遺，並可斂汗，而爲勞熱汗出之妙藥。張氏壽甫曰：「虛勞之症，有易出汗者，其人外衛氣虛，一經發

27

熱汗而隨熱外泄，治之者宜于滋補藥中，加萸肉、生龍骨、生 28
牡蠣以斂其汗，有分毫不出者，其人陰分虛甚，不能應陽分
而化汗，灼熱之時，肌膚乾澀，亦宜加前藥以助出汗，緣其汗
久蓄不出，服藥之後，陰分漸長，能與陽分浹洽，恒有突然汗
出者，若為解肌之微汗，病或因之減輕，若為淋漓之大汗，病
必因之減輕加重，是以治此等症，至服藥有起色之時，當預備
淨萸肉二兩，龍骨、牡蠣各二兩，殆將出汗時，（必有煩熱發熱
之先兆），即將所備之藥，煎湯兩盅，微見汗時，溫服一盅，服後
汗猶不止，再進一盅，即出汗亦不至虛脫也。」張氏此言既

爲先賢所未逮，亦盡山茱萸之妙用矣！（沈仲圭）。

大黃（別名）黃良、將軍、火參、膚如。

科屬　蓼科。

産地　我國之陝甘川滿藏青及俄波斯土印日本諸國。但以中國産爲最良。

形態　多年生草，高四五尺，地下有多肉根，葉互生，大形掌狀淺裂，有長葉柄，初夏生花軸，開多數穗狀花，帶黃白色頗小，

性味　苦寒。

成分　大黃之成分最著者有四種。（一）「卡泰林」、（二）「黃味質」、（三）「大黃鞣酸」、（四）「格里索弗盎酸」。

29

生理作用　在胃中略能助胃液之不足，以促進其消化作用，至腸能刺激腸之蠕動，供積糞瀉下。

藥理作用　"抗巴索弗酸"有强刺激作用，但含量極少，因其吸收甚速，故稍能瀉下。又此質為大黃之黑色微分，吸收後分泌或排泄物，如尿、汗、乳汁、糞便呈顯著之黃色或黃褐色，此依若加鹼性溶液，則変赤色，與其他三者相合另有一種作用，於用少量大黃時見之（即一日數次一厘半至分半）則苦味質"與"大黃鞣酸"能制止胃内之異常發酵，并抑止惡心、噯氣及下痢，而健全之人，可因此增進食慾，阻遏便通，稍大量、

(二分七厘至五分四厘)、曰卡泰林、逞其作用、服食後五時至十時、下粥糞、並不阻礙食慾、但卡泰林極易排出體外、即瀉下全止、特因滯留糞塊、有起輕度之便秘者。

癥—由于氣滯也
瘕—由于血與虫
積—由于臟
聚—由于腑

主治

下瘀血、血閉、寒熱、破癥瘕積聚、留飲宿食、蕩滌腸胃、推陳致新、通利水穀、調中化食、安和五臟。(本經)

平胃下氣、除痰食、腸間結熱、心腹脹滿、女子寒血閉脹、小腹痛、諸老血留結。(別錄)

下痢赤白、裏急腹痛、小便淋瀝、實熱燥結、潮熱譫語、黃疸、火瘡。(時珍)

31

主通利结毒也，故能治胸满、腹满、腹痛、及便闭、小便不利，旁治發黄、瘀血、腫膿。（药徵）

近世應用　祛瘀通经，荡滌肠胃。

入药部分　根。

方剂名称　生川军，熟大黄，製锦纹。

用量　小量钱半，大量五六钱。如用作健胃药一分至一分五厘。

炮製　除去外皮，切片阴乾。生用，蒸熟用，酒、醋、姜汁浸用。

前代記載　成無己曰「热淫所胜，以苦泄之，大黄之苦，以荡滌瘀热，下燥结而泄胃强」。

劉河間曰：「凡壯實人滯下赤白，初起可用枳殼、檳榔、當歸、甘草、滑石，作丸投之，是通而奪之法。然不可過，過則傷胃。」

張石頑曰：「其功專於行瘀、導血，開通積滯，破癥瘕，消實熱，瀉痞滿，潤燥結，敷腫毒，總賴推陳致新之功。本經與元素皆謂去留食、宿食者，以宿食留滯中宮，久而發熱，故用苦寒化熱，宿食亦乘勢而下。後世不察，以為大黃概能消食，謬矣。……若食在上脘，雖經結住，只須枳實、黃連以消痞，則宿食自通。若誤用大黃推蕩不下，反致結滯不消，為害不淺。」

33

近人研究

華實孚曰：「大黃味微香而苦，其粉末為橙黃色，小量一厘五毫至五厘，內服中含鞣酸及苦味質，有收斂及健胃作用，適合於胃腸炎；大量一分三厘至五分，則有緩下作用，六至十時間，下糜粥狀之糞便，其作用極為緩和，故適合於小兒、貧血衰弱之病者，及恢復期等，又常習便秘，久服亦無妨害，有效。但廢藥則反致便秘，此為其含鞣酸也。及服大量五分至一錢，則下數回之糞便，通常配他藥為散劑及丸劑內服。」

張錫純曰：「性涼，能入血分，破一切瘀血……少用之亦能調氣，治氣鬱作用……下一切癥瘕積聚，能開心下熱痰以愈

34

瘋狂，降胃腸热實，以通燥结。……又兼利小便……目痛、齒痛，用之皆為要藥，又善解瘡瘍腫毒……凡氣味俱厚之藥，皆忌久煎，而大黄尤甚，且其經水即軟，煎一兩沸，藥力皆出，與他藥同煎，宜後入，若單用之，開水浸服即可，若軋作散，一錢之力可抵煎湯者四錢。」

曹拙巢曰：「大黄以生用者為佳，若用製大黄，則但能利小便耳。故陽明熱症，常以急下存津，今人遇此等急症，往往以洋參、麥冬、石斛等物，養其津液，棄此良藥而不敢用，卒之燥矢不去，腸胃枯槁，以致於死，為可恨也！故陽明當下

35下

之證，額上痛，目眥、口燥，舌苔焦黑，或筋絡燥急牽掣，左膝
不伸，時作譫語，甚則逆作冷呃，牙關不開，輕則三錢，重則一兩，
隨證酌用，可以起死回生，善用犀角、羚羊，未有不死者。」
章次公曰：「本品為攻下要藥，所含之成分，藥理之分析，吾
人雖遠不如西醫籍之精詳，但根據積驗方劑療治疾病，
視西醫未有不愧，但於大黃因含有鞣酸收斂之故，故習
慣性便秘服之雖有效，廢藥則病復作，有此流弊，則因西
醫好單獨用之所致，國醫用大黃通便，即配和平之脾約麻
仁丸，亦用他藥與之配合，故麻仁丸無流弊，國醫治療立方

36

致此等即足以表現一端，然國医用大黄之勝人處，則猶不止此。

陽明病，腸有燥矢，熱度高張，糞毒吸收入血液中，侵害腦府，至人昏憒譫妄，此時宜大黄與枳實、厚朴同用，以去其燥矢。就中主藥大黄，為「植物性瀉劑」，佐藥芒硝，為「鹽性類瀉劑」。但徒恃大黄，則腸管雖蠕動亢進，然缺之水分，則燥屎因膠結而難婦下，必以芒硝之溶解液，俾燥屎稀釋之際，適值大黄之鼓動，則燥屎自下，而譫昏之諸種證狀，亦一時除去矣。

東人之說

大黄與附子同用、是為溫下法、常用甚多、嘗見苦力之人、常冷油膩、膠漆腸洞、其人則神疲面黄、脈遲苔垢、附子大黄湯為的對之方、千金溫脾湯、飲凝阻下焦、或痞或痙、更非附子大黄溫通之不可、至衰弱之人、大便燥難、少腹作痛、常人脈細、手微厥冷、專任大黄之攻、恐非病人體力之能勝、又可與附子並用、用附子所以振起周身機能之衰沈、且大黄與附子同司攻下之力、恒能倍增、則以附子興奮腸之機能、助大黄以排出糞毒、故大黄與附子同用、老年人與陰證者為相宜。

東洞藥徵「——」主治通利結毒也、故能治胸滿、腹滿、腹痛及便閉、

38

小便不利，專治黄疸、瘀血、腫脹。」又曰：「張仲景氏用大黄者，於以利毒而已，故多陪它主藥而不單獨用焉。合厚朴、枳實則治胸腹滿，合黄連則治心下痞，合甘遂、阿膠則治水與血，合水蛭、虻蟲、桃仁則治瘀血，合黄蘗、梔子則治黄疸，合甘草則治急迫，合芒硝則治堅塊也。學者審諸仲景方中用大黄者，不止於此，故不復贅也。」

湯本求真曰：「藥徵以大黄與藥相合能瀉下身體各部之病毒而排除之，雖如此說，然此作用以病者素實，於時猶能營擇之，否則匪獨不顯其用，反與惡影響與病者，故前說必改作大黄，以通利實熱之積毒爲主云云，方爲完璧。40

大戟（别名）枝莖、卬鉅、下馬仙、勒馬宣。

科屬　大戟科

產地　河南、廣西、浙江、（惟浙產紫色者爲上）

形態　多年生草，原野自生，高三尺許，葉互生，倒卵形，有細鋸齒，莖葉中含乳漾液，莖之頂端，常生五葉，此處出五本花軸，花單性，雌雄異株，雌花缺花被，有四瓜總苞，雌花比雄花高，果實有瘤狀突起，是爲識其類之特徵。

性味　苦寒，有小毒。

主治 蠱毒十二水，腹滿急痛、積聚、中風、皮膚疼痛、吐逆（本經）。頸腋癰腫、頭痛、發汗、利大小便（別錄）。下惡血、癖塊、腹內雷鳴、通月水、墮胎孕（甄權）。主利水也，旁治掣痛欬煩（藥徵）。

近世應用 逐水利大小便。

用量 小量八分至一錢，重量錢半至二錢。

入藥部分 根。

方劑名称 紅芽大戟。

禁忌 脾、胃、肝、腎虛寒之人及陰水泛溢，服之立斃，反甘草。

编者按

本品專治蠱毒、十二種水，與甘遂同一功用，上瀉肺氣，横行經絡，下走腎陰，凡濁陰填塞之證，皆可用之。按金匱十棗湯用之，以治懸飲，西醫所謂滲出性肋膜炎；考飲之名，皆見于内經，而不及痰，即傷寒論亦無痰字，但曰水氣、至金匱定四飲之名，一名「痰飲」由胃而下流于腸，瀝瀝有聲；二曰「懸飲」由胃而旁流在脅下，欬唾引痛；三曰「溢飲」由胃而外出於四肢，汗出而不汗出，身體疼重；四曰「支飲」由胃而上入胸膈，欬逆倚息不得臥，夫痰即水液，其標在脾，其本在腎，水穀入胃，化生津液，全賴脾之吸收

42

上輸於肺，肺氣四佈，灌溉周身。是故脾弱則吸收機能失職，故水液凝滯中膈，釀結成痰，故曰脾為生痰之源，肺為貯痰之器，而痰飲病于斯起矣。西醫籍論肋膜炎之原因為呼吸器病中最多見之病，再由肋膜滲出之狀況區別為「乾性」、「濕性」二種，又有由其液之性質區別為「漿液性」、「膿性」、「出血性」、「腐敗性」四種。是故西醫每謂「與肺結核（肺癆）有密切關係之疾病，即胸膜炎（肋膜炎）」。蓋胸膜炎多見於肺結核之病人，即附著肋骨內面與肺臟表面之漿膜所發生之炎症。兩膜之間若因發炎，而有漿液滲出，且

43

分量甚多之時，最好用套管針由胸外刺入，將瀦留之液體 44
放出……此時自非設法將膿抽出，其後肺臟即不免萎
縮，或與胸膜癒著，而永存障礙……甚且割除肋骨之一部
分」云云。然中法之所以可貴者，乃在憑證候以立方，視體質
而投藥，理論雖不及西籍之詳，而治療確超人一等，而於十
棗湯中之大戟，為驅除積水峻藥，積水去則欬唾引痛
愈，故中法不施穿刺手術而能愈病，以視彼修理器械式
之醫術，所能夢見哉！

甘遂（別名）甘蒿、陵澤、主田、鬼醜。

科屬　大戟科

產地　河南、山東。

形態　本品為宿根草本，生原野，高尺餘，葉長橢圓形或箭形，全邊花下之葉甚大，總苞之腋四個成鈎月狀，四五月間開花，褐色，果實平滑，全體有毒。

性味　苦寒有毒。

主治　大腹疝瘕、腹滿、面目浮腫、留飲宿食、破癥堅積聚、利水穀道。（本經）

能瀉十二種水疾，去痰水。（甄權）

45

瀉腎經及隧道水濕、脚氣、陰囊腫墜、痰迷癲癇、噎膈痞塞。（時珍）

主利水也，旁治掣痛、欬煩、短氣、小便難、心下滿。（藥徵）

近世應用　利水、除痞滿、祛痰涎。

用量　三分至八分。

入藥部分　根。

炮製　麵煨熟用，以去其毒。

惡反　瓜蒂爲之使，惡遠志，反甘草。

商陸（別名）當陸、章柳、馬尾、夜呼。

科屬　商陸科。

產地　陝西甘肅及廣東清遠。

形態　本品為多年宿根草本，生山野，高三四尺，葉卵形互生，頗大，夏日葉腋間生花莖，長五六寸，開小白花，總狀花序，果實為漿果，色黑，根為長形之肥大根，外部褐色，內部黃白色。

性味　辛平有毒。

主治　水腫，疝瘕，痹，熨除癰腫，殺鬼精物。（本經）

療胸中邪氣，水腫，痿痹，腹滿漲，疏五臟，散水氣。（別錄）

瀉十種水病，喉痹不通，薄切醋炒，塗喉外良。（甄權）

通大小腸、瀉蠱毒、墮胎孕、傅惡瘡。（大明）

近世應用　利尿、水腫、腳氣、脹滿。

用量　輕劑三分至五分、重量八分至一錢。

入藥部分　根。

禁忌　鐵。

黃精

黃精（別名）黃芝、鹿竹、仙人餘糧、救窮草。

科屬　百合科。

產地　江蘇句容縣。

形態　多年生草山地自生，莖圓柱狀，高尺餘，略傾斜，葉狹長。

初夏葉腋生花枚，開小花，淡綠色，形如風鈴，向下垂，花後結黑色豆大之果實，地下有根莖。

性味　甘平無毒。

主治　補中益氣，除風濕，安五臟，久服輕身延年不饑。（别録）

補五勞七傷，助筋骨，耐寒暑，益脾胃，潤心肺，駐顏，斷穀。（大明）

補諸虛，止寒熱，填精髓，下三尸蟲。（時珍）

近世應用　滋養強壯藥，諸多衰弱症，間歇熱，骨膜炎等，又為蛔蟲驅除藥。

用量　二三錢至兩許。

三尸：上、中、下；名：彭質（百廿日下）、彭蹻（六十日下）、彭居（三十日下）；好：寶物、五味、五色。

49

入藥部分

炮製

前代記載

根。

二三月採其根，溪水洗淨，九蒸九曝，

臨川士人家一婢，逃入深山中，久之見野草枝葉可愛，取根食之，久久不饑，夜息大樹下，聞草中動，以為虎，攫上樹避之，及曉下地，其身歘然凌空而去，若飛鳥焉。數歲，家人采薪見之，捕之不得，臨絕壁網圍之，俄而騰上山頂。或云此婢安有仙骨，不過靈藥服食爾。遂以酒餌置往來之路，果來食訖，遂不能去，擒之，具述其故，指所食之草，是黃精也（徐鉉稽神錄）

萎蕤（別名）女萎、萎移、玉竹、地節。

50

科屬　百合科。

產地　江蘇、陝西。

形態　多年生草，自生於山地，莖橫走地中，高地上二尺，節部帶紫黑色，常傾斜，葉長卵形，缺葉柄，互生，初夏日葉腋生一花梗（往往分歧），開淡綠色之筒狀花，下垂。

性味　甘平無毒。

成分　含有多量之澱粉。

主治　中風暴熱，不能動搖，跌筋結肉，諸不足，久服去面黑䵟，好顏色，潤澤，輕身不老。（本經）

心腹结氣、虚热、湿毒、腰痛、莖中寒及目痛、眦烂泪出。（别録）除烦闷、止消渴、润心肺、補五勞七傷、虚損、腰脚疼痛、天行热狂。（大明）風温自汗、灼热、及勞瘧寒热、脾胃虚乏、小便频数、失精、一切虚損。（時珍）

近世應用　為滋养强壮及身体衰弱者，能供營养佳良之佐，能制止自汗、尿利频数、遗精等，与用于解热剂。

用量　三钱至五钱。

入藥部分　根。

52

方劑名称　玉竹。

畏反　卤鹹。

前人记载　時珍曰，萎蕤性平味甘，柔潤可食。故朱肱活人書治風溫自汗身重，語言難出，用萎蕤湯以之為君藥。予每用治虛勞寒熱，痁瘧及一切不足之症，用代參耆，不寒不燥，大有殊功，不止于風熱濕毒而已。此古昔所未闡者也。

白頭翁　（别名）野丈人　胡王使者　奈河草

科屬　毛茛科。

產地　河南洛陽。

53

形態　多年生草，生山野，莖葉上密生白毛，莖高一尺，羽狀複葉，簇生於地下莖上，三四月間葉叢中抽花軸，中途有二片總苞，分裂成葉狀，花軸頂端開一花，花蓋六片，花蓋之外面有白色軟毛，內面暗紫色無毛，花常下垂，果實為瘦果，輻數集合，各具長白毛，用以飛散種子。

性味　苦溫無毒。

主治　溫瘧、寒熱、癥瘕、積聚、瘿氣、逐血、止腹痛、療金瘡。（本經）（癭）
赤痢、腹痛、齒痛、百節骨痛、項下瘤癧。（甄權）
一切風氣，暖腰膝，明目消贅。（大明）

赤痢：古素問謂（下痢），千金外台病源（滯下）

54

主治熱痢下重之。（藥徵）

生理作用　入胃後與胃液起作用，微能麻醉胃粘膜，入腸即激腸壁神經，促蠕動增速，由腸壁吸入血，血中即能引起末梢神經之反激，使大腦興奮一時，血運增加，由中樞神經而傳達卵巢，卵巢亦因此充血，同時又有麻醉作用，故不特可用以通經，尤可用以治月經困難也。

近世應用　熱毒痢疾、月經困難。

用量　一錢至四錢。

入藥部分　根。

禁忌　萎黄病

银花（别名）鸳鸯藤、老翁须、金钗股、通灵草。

科属　忍冬科。

产地　我国处处有之，惟以苏产最上。

形态　本品为缠绕小灌木，生山地，叶卵形或椭圆形，对生，有毛，初夏叶腋开花，合瓣花冠，花筒颇长，富有蜜汁及芳香，初开花时，花冠色白，后变为黄色。

性味　甘温无毒。

主治　寒热身肿，久服轻身长年益寿（本经）

腹脹滿，能止氣下澼。（甄權）熱毒血痢，水痢。（藏器）飛尸、遁尸、沉尸、尸注、鬼擊、一切風濕氣，及諸腫毒、癰疽、疥癬、楊梅、諸惡瘡，散熱解毒。（時珍）

「飛尸」遊走皮膚，洞穿臟腑，每發刺痛，變動不常。「遁尸」附骨入肉，攻鑿血脈，每發不可見。「沉尸」纏結臟腑，衝引心脅，每發絞切，遇寒冷便作。「尸注」舉身沉重，精神錯雜，常覺昏廢，每節氣至則大作。

近世應用　清熱解毒，癰瘡血痢。

用量　三錢至兩許。

入藥部分　花。

方劑名稱　金銀花、雙寶。

射干（別名）烏扇、鳳翼、仙人掌、紫金牛。

58

科屬　鳶尾科。

產地　栽培於庭園，各處々有之。

形態　多年生草，自生山野，高三四尺，地下有根狀莖、葉劍狀、互相抱擁、全體成摺扇狀，夏日葉叢間生花莖，頂端開數花，六被六片、帶黃赤色、有多數斑點。

性味　苦平有毒。

主治　欬逆上氣、喉痺咽痛、不得消息、散結氣、腹中邪逆、飲食大熱。(本經)

療老血在心脾間，欬唾言語氣臭，散胸中熱氣。(別錄)

「痃」氣鬱
「癖」痰飲

治痃氣、消瘀血、通女人月闭。（甄權）

消痰、破癥結、胸膈滿、腹脹、氣喘、痃癖、開胃下食、鎮肝明目。

（大明）

近世應用　鎮静呃逆，咽喉腫痛。（西名扁桃腺炎）

用量　五分至錢半。

入藥部分　根。

用法　微溫入服，能令人虛，寒冷多服，能令人泻。

天门冬（别名）金華、浣草、萬歲藤。

科屬　百合科。

產地　四川最上，雲南次之，湖南廣西又次之。

形態　本品爲宿根蔓草，多生海濱，莖頗細，卷絡他物，地下有小塊根，葉鱗片狀，葉腋生小枝，細而略曲，呈葉狀，代替葉之作用。夏日開淡黃色之小花，兩三朵簇生一處，果實大如豆，熟紅，中藏黑色種子。

性味　苦平無毒。

主治　諸暴風濕偏痹，强骨髓，殺三蟲，去伏尸，久服輕身益氣，延年不飢。（本經）

鎮心，潤五臟，補五勞七傷，吐血，治欬，消痰，去風熱煩渴。（大明）

心病嗌乾、心痛、渴而欲飲、瘻躄、嗜臥、足下熱而痛。（好古）

近世應用　鎮咳、解熱、利尿。

用量　二錢至三錢。

入藥部分　根。

禁忌　性冷利胃，虛無熱及泄者，忌鯉魚。（誤食中毒以浮萍汁解之）

百部（別名）婆婦草、百條根。

科屬　百部科。

產地　廣東、陝西、山東。

形態　多年生草，高二尺餘，葉卵形，有平行脈，四葉或三葉輪生夏日葉腋生花淡綠色。

性味　甘微溫無毒。

主治　咳嗽上氣火炙浸漬飲之。（別錄）

肺熱潤肺。（甄權）

傳尸背蒸勞治疳、殺蛲蟲及一切樹木蛀虫。（大明）

近世應用　（內服）鎮靜肺結核之咳嗽。（外用）殺滅人體皮膚上及牛馬之寄生蟲。

用量　一錢至錢半。

入藥部分　根。

修製　凡采得以竹刀劈去心皮，懸簷下風乾，酒浸一宿，焙乾用。

馬兜鈴（别名）都淋藤、獨行根。

科屬　馬兜鈴科。

產地　陝西、山東、河南。

形態　本品為多年生蔓草，春季自宿根生苗，纏絡樹木而上，葉似薯蕷葉而厚，背面白色，有毛，葉莖帶有惡臭，夏季於葉腋開黃紫色不整筒狀花。

性味　苦寒無毒。（一作微苦辛）

主治　肺熱欬嗽，痰結喘促，血痔瘻瘡。（開寶）

63

肺氣上急、坐息不得、欬逆連連不止。（甄權）

清肺氣、去肺中濕熱。（元素）

近世應用　（内服）鎮咳祛痰、尤用於慢性之症、及喘息。（外用）痔起出血肛門之周圍腫脹而疼痛、將本品薰於火供其烟觸患處。

用量　錢半至三錢。

入藥部分　果實。

款冬花　（別名）虎鬚、款凍。

科屬　菊科。

產地　陝西、山西、四川、朝鮮（惟陝西產者最上）。

形態　多年生草，柄高尺餘，葉圓腎狀，形有長葉柄，初夏生花莖，開黃色花，頭狀花序，全體皆為筒狀花冠，花莖上互生長卵形之葉。

性味　辛溫無毒。

主治　欬逆上氣，善喘、喉痹、諸驚癇、寒熱邪氣（本經）

療肺氣、心促急、熱勞欬、連連不絕、涕唾稠粘、肺痿、肺癰、吐膿血。（甄權）

消渴、喘息、呼吸。（別錄）

65

润心肺、益五脏、除烦消痰、洗肝明目、及中风等疾。（大明）

适应用　祛痰止嗽。

用量　一钱至二钱。

入药部分　花蕾。

禁忌　恶皂荚、硝石、玄参、畏贝母、黄耆、连翘、麻黄、青葙、辛夷。肺热咳嗽者勿用，杏仁为之使，得紫菀良。

红花（别名）红蓝花、黄蓝。

科属　菊科。

产地　原产印度，今我国处处有之。

形態　二年生草，高四五尺，葉互生，麻披針形，有鋭鋸齒，稍似薊葉。夏日開花，紅黄色，頭狀花序，全體自筒狀花而成，花冠先端五裂，雄蕊五個。

性味　辛溫無毒。

主治　産後血運口噤，腹内惡血不盡絞痛，胎死腹中，主蠱毒。（開寶）

多用破留血，少用養血。（震亨）

活血潤燥，止痛，散腫，通經。（時珍）

近世應用　活血通經。

用量 一钱——三钱。

入药部分 花。

忌症 久服。

败酱草（别名）苦菜、鹿肠、马草、鹿首。

科属 败酱科。

产地 江苏、湖北、

形态 多年生草生山野，高四五尺，叶羽状，分裂无叶柄对生，初秋开小黄花，复聚繖花序，

性味 苦平无毒，

68

主治　暴熱火瘡、赤氣、疥瘙、疽痔、馬鞍熱氣。（本經）

除癰腫、浮腫、結腫、熱風痹不足、產後痛。（別錄）

破多年凝血、能化膿為水、產後諸痛、止腹痛、解瘀、煩渴。（甄權）

血氣心腹痛、破癥結、催生落胞、血運、鼻衄、吐血、赤白帶下、赤眼障膜、努肉、聤耳、瘡瘺、疥癬、丹毒、排膿、補瘻（大明）

近世應用　破血排膿。

用量　二錢——三錢。

木香（別名）蜜香、一根草、大通綠、青木香。

69

70

科屬　菊科、旋覆花屬。

產地　雲南、廣東、西藏。

形態　蔓性小木本，莖細長，常攀附他木，羽狀複葉，由五小葉而成，每小葉有細鋸齒，春暮開花，小而白色或淡黄色。

性味　辛溫無毒。

成分　含有百分之〇、八至一分之揮發油（印木香油）

生理作用　增加胃液之不足，促進消化之功能，并對於胃神經微有麻痺作用。

主治　邪氣，辟毒疫，強志，主淋露，久服不夢寤魘寐。（本經）

心腹一切氣、膀胱冷痛、嘔逆、反胃、霍乱泄瀉、痢疾、健脾消食、安胎。（大明）

九種心痛、積年冷氣、痃癖、癥瘕、脹痛、壅氣上衝、煩悶羸劣、女人血氣刺痛不可忍。（甄權）

行肝經氣、煨熟實大腸。（震亨）

健胃藥及感冷之腹痛、並腸加答兒。（即腸中黏膜炎症）。

近世應用

用量　五分至錢半。

入藥部分　根。

方劑名稱　廣木香、

修治 入理氣劑中宜生用，實大腸宜麵煨，

忌症 黃疸、貧血、腦膜炎。

72

連翹（別名）蘭華、三廉、旱蓮子、度厄錢。

「連翹」壳能治失眠，心能除神昏譫語

科屬 木犀科。

產地 河南、湖北、山西、山東等處。

形態 落葉灌木，莖枝之上部呈蔓狀，複葉通常由三小葉而成，有時成卵形之單葉，常對生，早春葉未展開時先開黃色花，甚美麗，筒狀合瓣花，花冠深四裂，實為蒴果。

性味 苦平無毒。

主治　寒熱鼠瘻、癰腫、惡瘡、癭瘤、結熱、蠱毒。（本經）
通利五淋、小便不通、除心家客熱。（甄權）
通小腸、排膿、治瘡癤、止痛、通月經。（大明）
散諸經血結、氣聚、消腫。（東垣）

近世應用　散風熱、療瘡瘍。

用量　錢半至三錢。

入藥部分　果實。

方劑名稱　連翹殼、連翹心。

禁忌　火、及癰疽潰後勿用。

73

74

紫菀（別名）返魂草、夜牽牛。

科屬　菊科。

產地　陝西。

形態　本品為宿根草本、高五六尺、葉長楕圓形、有粗鋸齒、葉質粗糙、互生、秋日頂端開花、淡紫色、根紫而柔軟。

性味　苦溫無毒。

主治　欬逆上氣、胸中寒熱結氣、去蠱毒、痿躄、安五臟。（本經）療欬唾膿血、止喘悸、五勞體虛、補不足、小兒驚癇。（別錄）調中消痰止渴、潤肌膚、添骨髓。（大明）

益肺氣、主息贲（肺積）。（好古）

近世應用　祛痰、镇咳。

医治作用　咽喉腫脹、慢性支氣管炎。

用量　二钱——三钱。

入藥部分　根。

炮製　採得洗淨晒後用。

惡畏　款冬為之使、惡天雄、瞿麥、藁本、雷丸、遠志。畏茵陳。

麥门冬（别名）階前草、不死草。

科屬　百合科。

76

産地　甘肅、江蘇。

形態　多年生草，常緑，多產於陰濕地，葉作細長形，長尺許，初夏於葉間抽出高四五寸之花軸，開淡紫色六瓣穗狀花，實黑，根中部肥厚，兩端細長，外部呈黃白色，有橫紋。

性味　甘平無毒。

主治　心腹結氣，傷中，傷飽，胃絡脈絕，羸瘦短氣，久服輕身不老不饑。（本經）

去心熱，止煩渴，下痰飲。（藏器）

治肺中伏火，補心氣不足，主血妄行，及經水枯，乳汁不下。（元素）

治五勞七傷、安魂定魄、止嗽、定肺痿、肺癰、時疾、熱狂、頭痛。（大明）

適應用　止咳嗽、除煩渴、應用于滋養強壯劑。

用量　八分——二錢。

入藥部分　根。

惡畏　地黃為之使、惡款冬、畏苦參、鍾乳。

梔子（别名）木丹、越桃、

科屬　茜草科。

產地　本品銷產熱帶、今處處有之、

形態　常綠灌木、生暖地、高丈許、葉楕圓形、全邊對生、夏日開花、大形白色、脱落之前、變為淡黄色、花冠六裂、果實黄色、楕圓形、有五六條縱稜、根、據弘景所説、惟七稜者入藥最良。

性味　苦寒無毒。

主治　五内邪氣、胃中熱氣、面赤酒皰、皶鼻白赤癩、瘡瘍。(本經)

療目赤熱痛、胸心大小腸大熱、心中煩悶。(别録)

治心煩懊憹不得眠、臍下血滞而小便不利。(元素)

心煩也、旁治發黄。(藥徵)

近世應用　解熱心煩、黄疸吐衄。

用量　二錢——三錢。

入藥部分　實。

方劑名称　山梔子、黑梔子。

用法　生用解熱清血，炒用止吐衄。

禁忌　虛人勿用。

古今書籍記述　仲景治傷寒發汗吐下後，虛煩不得眠，心中懊憹，梔子豉湯主之，因其虛故不用大黃，既亡血亡津，內生虛熱，非此不去也。治身黃發熱，用梔子柏皮湯；身黃腹滿，小便不利，用茵陳梔子大黃湯，取其利大小便，而蠲除濕熱也。古方治心痛恒用梔子，此為火氣上逆，氣不得下者設也。今人泥丹

——漢之説不分寒熱通用，虚實何以堪之，故仲景云：病人舊有微溏者不可與之。——本經逢源

本品以解熱治療心煩為其主效，解熱作用類似黄芩，但較黄芩微弱為異耳！其他應用於耳鳴聲音嘶嗄、黄疸、吐血、衄血等。——和漢藥物学

時賢考證

章次公曰：憶某雜誌載一貴人以操勞過度，晨起微覺滿悶，比薄暮，嘔血如泉湧，雜以紫黑塊，約三四器，延医診之，見其兩顴緋紅，唇燥口渴，脈搏甚疾，吐後反覺清爽，即為之注射「可阿庫連」止血針，且令内服止血藥，均無效；當此思窮

80

技竭，医者偶以黑山栀一两，试令煎服，讵一服而呕血即止，再服而诸證霍然，翌年以嗔怒故，舊疾復發，更服栀子而止，然则栀子止血之奇效，誠有足多也。

知母（别名）蚳母、兒草、野蓼、地參。

科屬　百合科。

產地　江蘇、山東。

形態　多年生草，葉細，叢生，夏日自葉间抽莖，高三四尺，莖上附有小鱗片，莖之頂端，開淡黄色六瓣之穗狀小花，秋间结長楕圓六稜之果，内藏有三稜之小黑子。

82

性味　苦寒無毒。

主治　消渴熱中、除邪氣、肢體浮腫、下水。（本經）

療傷寒久瘧煩熱、脅下邪氣、膈中悪及風汗、内疽、多服令人洩。（別錄）

心煩躁渴、骨熱勞往来、産後蓐勞、腎氣勞、憎寒、虛煩。（甄權）

熱勞、傳尸疰痛、通小腸、消痰、止嗽、潤心肺、安心、止驚悸。（大明）

近世應用　為解熱藥之屬，於熱性病者、若作清涼藥用，須備口乾欲飲、咳嗽、潮熱、諸候。

用量　二錢——五錢。

入藥部分　根、

修治　去鬚、切、生用或酒焙、或鹽水焙用。

禁忌　陽痿、及易舉易痿、脾弱不消、胃虛不納、腎虛溏泄等證。

前賢記載　李東垣曰：知母其用有四：瀉無根之腎火、療有汗之骨蒸、止虛勞之熱、滋化源之陰。仲景用入白虎治不得眠者、煩躁也。凡病小便閉塞而渴者、用黃柏知母是也。

劉若金曰：如火炎肺嗽、消渴、熱中、心煩、躁悶、腎氣勞損、熱勞、骨蒸等病、皆因清熱以收其功、又傷寒久瘧、有傷後天氣血、亦藉此乃可勝邪熱。

83

張石頑曰：本經言除邪氣，肢體浮腫，是指濕熱水氣而言，故下文云：下水，補不足，益氣，乃濕熱相火有傷爍灼精氣之候，故用此清熱以養陰。

周伯度曰：知母為清氣熱之藥，潔古東垣丹溪咸以知母與黃柏為滋陰之品，後人遂視為補劑，知母之潤，雖不似黃柏之燥，然寒滑下行，究無補性，知母本經主消渴，千金外台恒用之，仲景則更精進焉，止渴如五苓散，豬苓湯，文蛤散，皆無知母，白虎湯有知母而無渴，加入人參乃始治渴，蓋以陽明熱甚，清熱誠要，然膏知無益陰生津之能，於清熱之中再加以人參，則

84

病去而正即復，其用意之周帀，千金外臺且遜之，況他人乎！

東人之說　湯本求真曰：本藥可謂一種解熱藥，若用量不誤，則為適於陽虛證云。

臺灣漢藥學曰：可治頭痛、燥渴，其他亦可用為催眠鎮靜劑。

地黃（別名）地髓「附」乾地黃、熟地黃

科屬　玄參科。

產地　河南懷慶府者佳，浙產次之。

形態　多年生草本，苗高尺許，葉為長橢圓形，互生，花黃而略紫，花冠為脣形，實類小麥，根長二三寸，有肥厚之輪狀。

性味　鮮者味淡，乾者味微乾甘，熟者甘溫微苦。

成分　含鐵質、糖質、澱粉質、苦味質。

主治　（鮮生地）婦人崩中血不止，及產後上薄心悶、絕傷、身胎動下、血胎不落、墮地踠折、瘀血留血、鼻衄、吐血，皆擣汁飲之（別錄）

通月水、利水道、擣貼心腹，能消瘀血。（甄權）

（乾地黃）傷中，逐血痹、填骨髓、長肌肉，除痹、療折跌、絕筋。（本經）

男子五勞七傷、胞漏下血，破惡血、溺血，利大小腸，去胃中宿食、補五臟內傷不足、通血脈。（別錄）

涼血、生血、補腎水真陰，除皮膚燥。（元素）

助心膽氣、強筋骨、治驚悸、勞劣、心肺損、吐血、鼻衄、婦人崩中血運。（大明）

（熟地黄）補氣血、滋腎水、益真陰、去臍腹急痛、病後脛股痠痛。（元素）

填骨髓、長肌肉、生精血、補五臟內傷不足、通血脈、利耳目、黑鬚髮、男子五勞七傷、女子傷中胞漏、經候不調、胎產百病。（時珍）

近世應用　涼血、通經。

用量　三錢——兩許。

藥用之部　塊根。

修治　鮮地黃由土掘起，洗淨切用，或搗汁用。乾地黃切片用。熟地黃，黃酒蒸浸用。

禁忌　凡脾胃薄弱，大便不實，或天明腎泄，鮮生地黃俱忌用。胸膈多痰，氣道不利，升降窒塞，藥宜宣通者，湯液中禁用熟地。

前賢記述　張石頑曰：生地黃別錄治婦人崩中血不止，……鼻衄、吐血，皆搗汁飲之。以其能散血消瘀、解煩也。其治跌打損傷、面目清腫，以生地黃搗爛，罨之即消。

近人研究　章次公曰：近世蘇医視生地為溫病退熱要藥，吾人殊不能贊同須知本品僅能退陰虛之熱，絕非膏、黃芩、連、退實熱之可比。例如陽明腑病見唇焦、齒燥、便閉、譫語、神昏耳聾等證，必大劑峻下，佐以竹瀝，則威而不猛，釜底抽薪，可以救將絕之陰而退燎原之熱。設以生地一派塞責，甘寒增液，何異揚湯止沸。彼蘇派醫生，所以不能治療温病，其關鍵端在於斯。……然則生地之於温病，豈絕不可用乎？是又不然。生地不能解病中實熱固矣，若間接退病後虛熱，則又為其所長。温病之後，脈细數，舌苔红或舌光無苔，精神萎靡，肌膚甲错者宜之。温病之後肌表作熱，似均在宜之。然尤與芳香淡滲之

89

藥同用則滿而不膩。

升麻（別名）周麻、雞腳、既濟公、黑蛇根。

科屬　毛茛科。

產地　陝西、四川。

形態　多年生草，莖高二三尺，葉為複葉，小葉有缺刻及鋸齒，夏開多花成總狀花序，根紫黑色，多鬚。

性味　甘苦平、微寒，無毒。

主治　解百毒，殺百精老物殃鬼，辟溫疫瘴氣、蠱毒，中惡腹痛，時氣，毒癘，頭痛，寒熱，風腫諸毒，喉痛，口瘡，久服不夭，輕

身長年。(本經)

安魂定魄、鬼附啼泣、疳䘌、遊風、腫毒。(大明)

小兒驚癇、熱壅不通、瘰癧腫、豌豆瘡水煎綿沾拭瘡上。(甄權)

(病源候論)脾胃濕則氣逆，氣逆則虫動，虫動則使食成疳䘌也。但虫因疳䘌而動，故名為疳也。

豌豆瘡

比歲天行發斑瘡，頭面及身，須臾周匝，狀如火瘡，皆戴白漿，隨生不治，數日必死，差後瘡瘢紫黑，彌歲方滅。此惡毒之氣所為。晉元帝時，此病起自西北，名虜瘡。以蜜煎升麻時時食之，以水煮升麻，棉沾拭之。

清斑疹、行瘀血、陽陷眩運、胸脇虛痛、久泄下痢、後重遺濁、帶下、崩中、淋血、陰萎足痿。(時珍)

近世應用　熱毒、咽痛、痘瘡初起。

用量　一錢——三錢。

藥用之部　根。

修治　去鬚及頭蘆剉用。

品考　皮青綠而細長，謂之鷄骨升麻。（俗名川升麻）表裏外黑而堅實，謂之鬼臉升麻。（俗名草升麻）

禁忌　火。

東人闢謬　元素曰：升麻升陽氣於至陰之下。東垣曰：升麻升胃中清氣，又引甘溫之藥上升，以補衛氣之散。自二氏創此謬說，後之醫家遂信之，以升提爲言，抑何清漆拘於升字乎！東垣定補中益氣湯方中用升麻柴胡二品，後世遂宗視此方，乃附會其說，曰升麻引陽明清氣自右上行，柴胡引少陽清氣自左上行，一唱百和，勦襲雷同，惑世誣民，莫此為甚，若然則每方加此二味可也，豈其然乎，況此方亦無甚奇，古方中類此者不可勝舉，何足道哉，多見其妄而已矣。——香川修德

生薑「附」薑皮、薑汁、乾薑。

科屬　蘘荷科。

產地　栽培於田園，我國處處有之。

形態　多年生草本，莖高二三尺，全體有香氣，地下有根莖，成拳狀，葉披針形，有平行脈，互生，葉柄成鞘狀，包圍莖，夏秋間莖頂開花，有不整齊之花被，淡黄色。

性味　辛微溫。

成分　含有揮發油、軟性樹脂、越幾斯、澱粉等。

生理作用　能刺激胃神經、使胃之分泌增多、蠕動加速、又能刺激小腸、使腸之乳糜管吸收力強、并能增多其分泌。

主治　（生薑）歸五藏、除風邪寒熱、傷寒頭痛、鼻塞、欬逆上氣、止嘔吐、去痰下氣。（別錄）

去水氣滿、療咳嗽、時疾。和半夏主心下急痛、和杏仁作煎、下急痛氣實、心胸擁塞、冷熱氣、搗汁和蜜服、治中熱嘔逆、不能下食。（甄權）

破血、调中、去冷氣、汁解藥毒。(藏器)

散煩悶、開胃氣、汁作煎服、下一切結實、衝胸膈惡氣。(孟詵)

(薑皮)消浮腫、腹脹痞滿、和脾胃、去翳。(時珍)

(薑汁)治噎膈反胃、救卒暴、解藥毒、擦凍耳、貼風濕毒。

(乾薑)胸滿咳逆上氣、溫中止血、出汗、逐風濕痺、腸澼下痢、生者尤良。(本經)

寒冷中惡、霍亂、脹滿、風邪諸毒、皮膚間結氣、止唾血。(別錄)

腰腎間疼痛、冷氣、破血、去風、通四肢關節、開五臟六腑、宣諸絡脈、去風毒、冷痺、夜多小便。(甄權)

醫治作用

消痰下氣、治轉筋霍亂、反胃乾嘔、瘀血、撲損、止鼻洪、解冷熱毒、消宿食。（大明）

生薑為矯味藥，則等於桂枝、大棗、甘草，至於其他之作用，則大異其趣，主治由水毒之上逆而咳逆、吃逆、嘔吐、惡心等證。由本藥之應用，水毒以之下降，以此藥兼有利尿作用，得排除於體外，故胃內之停水，自然消失，使食慾亢進，且本藥之健胃作用，不但此也，其主成分之揮發油，於胃粘膜刺激作用，亦大有力焉。故本藥有下降水毒、利尿、刺激粘膜之作用，故欲達鎮咳、鎮嘔，及其他之目的狀況，均可用之。

——皇漢医学

用量　生薑錢許——兩許、乾薑錢分——三錢。

藥用之部　根、皮。

禁忌　乾薑大辛、凡陰虛内熱諸病、及表虛有熱自汗出者、法并忌之。

前賢記載　張石頑曰：生薑辛温而散、肺、脾藥也。散風寒、止嘔吐、化痰涎、消脹滿、治傷寒頭痛、鼻塞、欬逆上氣、嘔吐等病。凡中風、中暑及犯山嵐霧露毒惡卒病、薑汁和童便灌之立解。

李東垣曰：生薑之用有四：制半夏、厚朴之毒，一也；發散風寒，二也；與棗同用，辛溫益脾胃元氣，溫中去濕，三也；與芍藥同用，溫經散寒，四也。

鄒澍曰：本經乾薑主治，當分作兩截讀，曰乾薑味辛溫，主胸滿、欬逆上氣、溫中止血為一截，出汗、逐風濕痺、腸澼下利、生者尤良，為一截。以是合之仲景之用生薑，凡桂枝、小柴胡、諸加減法，皆所謂出汗；桂枝附子湯、白朮附子湯、桂枝芍藥知母湯、桂枝黃耆五物湯、抵當烏頭桂枝湯，皆所謂逐風濕痺；惟腸澼、下利無明文，然桂枝湯證、柴胡湯證，多有兼下利

98

時賢之說

者，焉知其不指此耶？推而類之，則別錄之風邪諸毒、傷寒頭痛、鼻塞，即桂枝柴胡之用；其麻黃桂枝各半湯治身癢，白朮附子湯治風濕相搏，初服其人如痺，继而如冒，又豈非去皮膚间结氣耶⁉

近世医林視生薑為無足輕重，如生薑半夏湯，多及一斤，（約及今三兩。）如生薑瀉心湯亦至四兩。（約今一兩強。）其增損之際，亦具規律，以較一二斤之漫不經心者，誠不可同日而語矣！又按時医雖薄生薑，而於乾薑則畏之如虎，握管疏方，輒冠淡字，斯皆葉天士之流毒，而徐靈胎之所謂長太息也。又奄忽失血色、無脈、氣亂、或遇事驚悚、血潰不止、脈伏緊疾者，則止血藥中尤不可無乾薑，以為濟急之策，是非區區數分之澤漢乾薑所能為力，而五六倍之劑量，當書諸紳者也。

100

蘭草莖圓狀
澤蘭莖方狀

澤蘭（別名）水香、虎蒲、「附」地笋。

科屬　蘭科。

產地　溪澗濕地多產之。

形態　多年生草，產於濕地，每莖一葉，葉似鏃形，基腳抱莖，夏日葉間抽花莖，莖端各着一花，紅紫色。

性味　苦微溫。

主治　金瘡、癰腫、瘡膿。(本經)

產後腹痛、頻產血氣衰冷、成勞瘦羸、婦人血瀝腰痛。(甄權)

胎前產後百病、通九竅、利關節、養血氣、破宿血、消癥瘕、通小腸、長肌肉、消撲損、瘀血、治鼻血、吐血、頭風目痛、婦人羸瘦、丈夫面黃。(大明)

「根」名(地笋)、利九竅、通血脈、排膿、治血。(藏器)

蘭草養脾能治濕濕方書所謂芳香滲濕

近世應用　活血通經。

用量　一錢——一兩。

入藥部分　莖、葉、根。

101

忌症　習慣性便秘。

前賢学说　時珍曰：蘭草、澤蘭，氣香而温，味辛而散，肝脾二經之藥，脾喜芳香，肝喜辛散，脾氣舒則三焦通利而正氣和，肝鬱散則營衛流行而病邪解，蘭草走氣道，故能利水道，除痰癖，殺蠱毒，避惡穢，而為消渴良藥；澤蘭走血分，故能治水腫、塗癰毒，破瘀血，消癥瘕，而為婦人要藥，雖是一類而功用稍殊，正如赤白茯苓、赤白芍藥，補瀉各不同也。

赤茯苓——利水
白茯苓——健脾
赤芍藥——破血
白芍藥——補血

科屬　茜草科。

茜草（别名）茹藘　牛蔓　血見愁　過山龍

產地　山東、江蘇。

形態　本品爲蔓性草本，自生於山野，莖方形，中空，各節輪生四葉，心臟形，具長葉柄，莖葉上皆有小刺，秋初葉腋內簇生淡黃白小花，紅黑色球形之果實，根頗肥大，黃赤色。

性味　苦寒無毒。

主治　寒濕風痹、黃疸，補中。（本經）

止血內崩下血，膀胱不足，踒跌蠱毒。（別錄）

治吐血、浮血。（甄權）

止鼻衄、尿血、產後血運、月經不止、撲損瘀血、（不明）泄精、痔瘻、瘡

癤排膿。（大明）

近世應用　活血，通經。

用量　一錢——五錢。

藥用之部　根。

製法　采得陰乾，銅刀剉用。

禁忌　鐵器。

前賢記載　藏器曰，茜草主蠱毒，煮汁服。周禮庶氏掌除蠱毒，以嘉草攻之。嘉草者，蘘荷與茜也，主蠱最良。

震亨曰：俗人治痛風，用草藥取速效，如石絲為君，過山龍等佐之，皆性热而燥，不能养阴，却能燥湿。病之浅者，湿痰得燥而开，瘀血得热而行，故亦能致效。若病深而血少者，则愈劫愈虚，而病愈深矣。

玉函曰：按本经曰苦寒，丹溪曰热，元素曰温，其说各异。就其所主治之证考之，皆除湿祛痰、行血之效用，以苦能燥湿，温能行血故也。其性味当以苦温为是。

近人研究

侧柏叶

科属　松杉科。

产地　四川、陕西。

105

形態　常綠喬木，高數丈，葉小形，鋸齒狀，密生於莖，春日開單性花，雌雄同株，結小毬果。

性味　苦微溫。

主治　吐血、衄血、血痢、崩中赤白。（別錄）

風冷、歷節疼痛，止吐血。（甄權）

生理作用　入胃中略能促進胃分泌，同時又能防止其過量之醱酵，入腸能增加腸之收斂性，至血中稍有收縮血管、凝固血球之功。

近世應用　止血、鼻衄、腸風下血。

用量　二錢——四錢。

106

製法　鮮用或晒乾用或炒用。

禁忌　畏菊花、諸石類、麴。

前賢記載　時珍曰：柏性後凋而耐久，稟堅凝之質，乃多壽之木，所以可入服食。道家以之點湯常飲，元旦以之浸酒辟邪，皆有取於此。麝食之而體香，毛女食之而體輕，亦其證驗矣。毛女者，秦王宮人，關東賊至，驚走入山，飢無所食，有老者教吃柏松葉，初時苦澀，久乃相宜，遂不復肌，冬不寒而夏不熱。至漢成帝時，獵者於終南山見一人，裸體身生黑毛，跳坑越洞，捷如飛鳥，乃密圍獲之，蓋去秦時已二百得牟矣。——葛洪抱朴子書。

蘇木

科屬：豆科、雲實屬。

產地：原產東印度，我國南海崑崙亦產之。

形態：常綠喬木，高五六丈，莖有刺，葉羽狀複葉，以多數小葉

合成，花色黃而美。

性味：甘鹹。

主治：破血，產後血脹悶欲死。（唐本）

婦人血氣心腹痛，月候不調，蓐勞，排膿，止痛，消癰腫，撲

108

損、瘀血、女人失音血噤、赤白痢、產後急痛（大明）。

生理作用　在胃微有制酵之功，入腸能促進腸之欲性，同時又能減少腸之分泌，入血後能收縮發炎之微血管。

医治作用　本品之為收斂性補藥，凡日久痢疾亦能治之，惟患紅痢及當身熱未可遽服；又凡患白帶（陰道炎）可以内服兼可洗拭陰户。本品為收斂藥中不可少之物，惟服後則糞色為黑，又能治積滯胃弱久瀉及内部出血等。

用量　二錢——四錢。

入藥部分　堅實之木部。

忌宜　习惯性便秘。

桃仁

科属　蔷薇科。

产地　各地庭园均栽之。

形态　落叶亚乔木，高丈许，叶互生，作披针形，边缘有细锯齿，花先叶而开，普通为淡红色五瓣花，时或开白、绯、紫等色，有单瓣、重瓣之别。果实为肉果，作弹丸形，肉多汁，黄赤色，或橙色。核壳有许多短线沟，中有仁，为白色，扁平，卵圆形，被有褐衣。

性味　苦甘平。

成分　含有苦扁桃油（為量極微），依據日本高橋三郎氏之試驗，含有一種糖原質，故可以之為乳劑，則因酵素之作用而分解，……桃仁依右之理由，可做苦扁桃水，以供製造青酸水（即桃仁水）之用。桃仁對於血病、咳嗽、痺病等，是即因青酸及糖之效用也。

主治　瘀血、血閉、癥瘕、邪氣，殺小蟲。（本經）止咳逆上氣，消心下堅硬，除卒暴擊血，破癥瘕，通月水。（別錄）血結、血燥，通潤大便，破蓄血。（元素）

血滞、風痺、骨蒸、肝瘧寒熱、鬼疰疼痛、産後血病。（時珍）

近世應用　鎮咳、通經、緩瀉。

用量　一錢——三錢。

藥用之部　仁。

修治　行血宜連皮尖生用，潤燥、活血宜湯浸去皮尖炒用，雙仁有毒殺人。

昔賢記載　鄒澍曰本經云桃仁主瘀血血閉癥瘕邪氣，似乎凡由血閉而成癥瘕其無邪氣者不足當之矣。乃仲景用桃仁承氣湯、抵當湯、鱉甲煎丸、大黃牡丹湯、所治證識因邪

112

氣而致。若大黃䗪蟲丸、桂枝茯苓丸、下瘀血湯、亦可謂因邪氣而致者乎？愚以為是亦皆因邪氣而致者也。夫五勞虛極羸瘦，腹滿不能飲食，肌膚甲錯，兩目黯黑，非積年累月不能成。而推原其本，曰食傷、飲傷、飢傷、勞傷、經絡營衛氣傷，無不由於外因，非本實之先撥也。推憂傷、房室傷，為七情內因之發，然能至積年累月，不過腹滿不能飲食，肌膚甲錯，則亦未免因憂、因房室致外感耳。若夫內有宿癥，苟一身之生氣皆為血阻，則不應有孕。有癥，仍能得孕，乃因邪氣之入內，與血結聚阻於一隅，不害生氣之流行濁瀾，邪至產婦腹痛，其因惡血未盡，與枳實芍藥散，而則必可瘳。其不瘳，而血反瘀於臍下，若不由邪入，斷無此病。細探而力索之，則仲景之用桃仁與本經所主，有不爽銖黍者矣。然桃仁所主血閉、瘕、邪氣，皆內證也。其外候云何？然此可考覈而知者也。仲景書並千金附方用桃仁者凡九，用桃仁之外候有三：曰表證未罷，曰少腹有坆，曰身中甲錯。何以言之？蓋桃仁承氣湯證曰：太陽病不解。抵當湯證曰：表證仍在。抵當丸證曰：傷寒有熱。葦莖湯證曰：欬而有微熱。鱉甲煎丸證曰：瘧了月不解，大黄牡丹皮湯證曰時時發熱、自汗出、復惡寒、以是知其必由表證來也。

東人之說

續藥徵曰瘀血少腹滿痛、故兼治腸癰、及婦人經水不利、

湯本求真曰本藥為消炎性驅瘀血以解凝藥。

近賢研究

本方為攻瘀之要藥、功效卓著、然病理上之瘀血其定義究若何、湯本求真謂瘀血即非正常之血液、就編者個人之意見以為瘀血之說異常複雜、凡凝著之病理上產物古人多歸之於瘀血、循名責實、惟血栓、血塞、庶幾近之、其次則內臟之膿瘍、腫瘤、古人亦以為瘀血所致、大抵驅瘀之

藥、對血行之障礙、及血管之變化、有相當之作用、故往往有效。然頑固之腫瘍、腫瘤、驅瘀劑亦有不能為力者。湯本求真謂婦人經閉與經行不暢，足以引起諸般病症，驅瘀之藥能引起子宮充血，故能治經閉、經行不暢。對驅瘀劑在治療上確是要著。——章太炎先生嘗論骨蒸之治，——肺結核——當以祛瘀為第一義。先生所說，時下醫工聞之，未有不駭怪以為妄者。其實李時珍謂桃仁主治骨蒸，皆相印證。——且桃仁以新說言之，謂有鎮咳之效，於新醫學理，俱無背戾。但此

116

堯仁之性，雖平於水煙，燄燄，亦易來時醫之攻擊，招病家之疑忌，可與知者道，難爲俗人言也。——以節章編

藥物学

大棗（別名）美棗、良棗

科屬　鼠李科、棗屬。

產地　晉、魯、閩、浙。

形態　落葉喬木，高二丈許，往往有刺，葉互生，作卵圓形，邊緣有鈍鋸齒，初夏新枝生葉時，於葉腋開淡綠色小花，後結核果，果爲赤褐色，有光澤之橢圓形果

實外皮厚有皺纹，內層作髓狀，呈黃白色，味甘，中有褐色扁平卵形核仁。

性味　甘平。

成分　糖質及粘液質等。

生理作用　入胃後與胃酸起作用，而成有效之糖素，至腸被腸壁吸收，而達血中，使血中氧化力增加，细胞繁殖力增大。

藥理作用　有緩解經攣之作用，兼有利水作用。（皇漢医学）

主治　心腹邪氣，安中養脾氣，平胃氣，補少氣少津液，四肢重。（本經）

118

補中益氣、堅志強力、除煩悶、療心下懸、除腸澼。（別錄）

潤心肺、止欬、補五臟、治虛損、除腸胃癖氣。（大明）

小兒患秋痢與蛀棗食之良。（孟詵）

近世應用　多作健脾及調味藥。

用量　三枚——十二枚。（為普通之用量）

藥用之部　果實。

修治　曬乾洗淨擘去核。

禁忌　齒痛者忌。

前代記載　繆仲淳曰：經云裏不足者，以甘補之；又曰形不足者，溫之以氣。大棗甘能補中，溫能益氣。

黃宮繡曰：腸胃病清，身中不足。病見腸澼者，用此則安。

李時珍曰：素問言棗為脾之果，脾病宜食之，為治病和藥。

棗為脾經血分藥也。若無故頻食，則生虫損齒，貽害多矣。

東人之說

用多量大棗。如仲景之炙甘草湯、橘皮竹茹湯等用三十枚，當歸四逆湯用二十五枚。年少之時，不能玩索其精義，覽之方用多量之大棗方。後世方每於方後加薑棗引者，殊違。年長始能會得大棗之所長。於本草養脾、平胃氣、成無己註中以甘緩之等義，雖任何人亦能知之，但補心氣與成氏之

120

十枣湯註中云大枣之甘益土勝水云云、則心知其意者鮮、如甘麥大枣湯之大枣、即補心脾、苓桂枝甘湯之大枣、有逐水之功也、——山田業廣氏一次內服二乃至四枚蘭烘、能治身體各部之痙攣、鎮靜咳嗽、制止胸痛及腹痛、

——和漢藥物学

本品有甘和滋潤之功效、療咳嗽氣嗄咽喉刺痛等胸肺諸症、治肺傷吐血、和解血液焮熱、消小便焮痛及石淋腎痛、滑利大便、——和蘭藥鏡、

主治攣引強急也、旁治咳嗽奔豚、煩躁身疼、脇痛腹

中痛。——秉洞藥徵

近賢研究　大棗與甘草同為緩和藥，凡緩和藥多能緩解筋肉之結實拘攣，而由拘攣所起之疼痛亦因緩解而消失。吉益氏以攣引強急為大棗之主治，良非虛語。十棗湯之治懸飲、支飲，其用大棗之目的，為祛痰而設，蓋非甘遂、芫花、大戟之監制藥，正所以助甘遂、芫花、大戟之祛痰也。至葶藶大棗湯之用大棗，則與十棗湯同意。

附子（連生者為「側子」，多歧者為「烏啄」，根旁如芋散生者為「附子」，正者為「烏頭」，細長三四寸者為「天雄」。）

科屬　毛茛科、附子屬。

產地　四川「成都產名川附最良」陝西「蒔者名西附」。

形態　多年生草莖高二三尺、根多肉、為不整之蘿蔔形、下部狹小、稍有彎曲、處々隆起瘤狀、呈汙灰色、質堅硬斷面成角形、或星形、葉互生掌狀分裂、有光澤、秋時開花紫碧色、或白色、其狀如帽、實小而黑。

性味　辛溫有大毒。

成分　含主成分為「耶魯阿哥尼丁」。

生理作用　入胃後、覺有溫煖之感、吸收後、能刺激心臟、增進血液之循環、惟大量則興奮過度、反致麻痺。

藥理作用　吾人之心力，若較常態為沉弱，則流入動脈系之血量及速率為減，因而脈現沉、微、弱、遲等象，末梢部及體表由於血量減少，在該部之新陳代謝及蒸溫機随而減弱，因起惡寒及厥冷，此際靜脈血及淋巴之歸流亦不活動，致停滯於末梢部，下肢尤甚，而覺沉重，滲漏機亢盛，則為浮腫，又靜脈血中之炭酸及其他老廢物質，若刺激知覺神經，則發生疼痛，此刺激強且久，則知覺麻痹，又局部由於營養不足，運動神經及筋肉亦致麻痹，倘心力比前更為衰弱，此等之證狀不僅

124

限於末梢及體表部、遂波及於腹部、發生疼痛麻痹、下利等證、此時若用附子則心力旺盛、血行恢復、鬱滯之水毒或為汗、或為嘔吐、或為下利、利依而排出於體外、諸恙頓如雲消霧散矣。

主治

風寒欬逆、邪氣、寒溼、踒躄、膝痛不能行步、破癥堅積血瘕、金瘡。（本經）

腰脊風寒、脚氣冷弱、心腹冷痛、霍亂轉筋、下痢赤白、温中強陰、堅肌骨。（別錄）

治風痹、冷痺、軟脚、毒風。（甄權）

三陰傷寒、陰毒寒症、中寒中風、痰厥氣厥、柔痙癲癇、小兒慢驚、風濕麻痺、腫滿脚氣、頭風腎厥、頭痛暴瀉、脫陽久痢、脾泄寒瘧、瘴氣久病、反胃噎膈、癰疽不歛、久漏冷瘡。（時珍）

近世應用　強心、回陽藥。

用量　八分——兩許。

入藥部分　根塊。

修治　甘草水泡浸、剝去皮臍。

忌症　貧血、孕婦、慢性消化不良症、

126

前代記載

鄒潤安曰：汗下後用附子證，其機在於惡寒，否則無表證而煩躁，未經汗下用附子證，其機在於脈沉微，是則其大旨矣。

周伯度曰：本經附子主風寒欬逆邪氣，後世緣此，多以爲治風之藥，不知經文渾舉，别有在也。夫風有傷與中之分，傷者傷於營衛，中者中於經絡臟腑，中於經絡臟腑者，寒根於裏，而陽本虛，用麻桂又貴用附子，附子能風藥，而本經之主風寒，蓋指中風之風寒言，非指傷風之風寒言也。

近賢研究

太炎先生曰：方今天哭流行，民命危於朝露，當治之不

127

误，无论其为中医、西医、十必可救六七，为中医者，耻吾术之不若人固也，然观西法强心之术，用之多效，退而求之于吾之经方，有与之冥然相契者……医者何故不信经方，而信徐玉之歧说耶！！四逆汤、通脉四逆汤等载在大论，人人皆知，今不必更为疏录，而愿习中医者守之以约，勿以多歧亡羊，则民免夭札矣。——节章太炎《霍乱论》

章次公曰：曩年负笈中医专校，恒见孟河黄体仁先生于夏日以通脉四逆汤加吴萸、黄连，疗治吐泻交作，肢冷脉伏之霍乱，时机未失者，多具奇效，以是称黄师为

128

黄、一帖，以生脉於死生頃刻之際，一藥而愈也。……且言生附子有强心作用，昔日視四逆湯為霍乱殺菌劑者，今乃知其不然。且附子强心上，更悟及古人謂回陽之說為恢復體溫，蓋體溫之昇降與血液之流行，関係至密，服附子後，心臟不致衰歇，血液循環仍以如常，肢厥膚冷者亦因而除矣。當今之世，葉薛學說盛行，胆小如鼠，用藥又拘泥時令，於夏日炎蒸之際，幾無人敢以生附子療治霍乱，必待周身之水分排泄殆盡，然後求之西医，塩水針且稱西医之所長。即在校急以文其過，仲景之學日就淩替，可勝慨哉！……

129

：：生附子固為真霍亂之聖藥，苟不得炮姜，則其效不見，姜不特可以協助生附子之力，且可殺生附子之毒，仲景之妙用大都如此。——通脈四逆湯用附子一大枚作二次服，蓋亟欲強心，故藥主悍速，本方加減法下注明脈不出者，加人參二兩，用附子強心之後，何以脈仍不出，脈不出何以必加人參，從此研究，可見仲景方劑博大精深，而中土強心急救方法亦遠邁西医，西医於已用強心劑後，脈搏依舊不起者，再無善後辦法，夫病而至於脈微肢冷，則心臟疲弱可想，強心劑僅能刺激心臟，使之興奮，譬如油燈將燼，

轉撥燈心，非不替明也，然不轉瞬而熄矣。惟添油於燈，而後轉
撥之乃能久而不滅。仲景以通脈四逆湯強心，猶之轉撥燈心，
藥後脈仍不出，亟加人參，猶之注油於燈。即以生理學解釋
方義，亦無不合。蓋病者服通脈四逆湯後，心臟即能恢復
收縮及擴張之運動，然而病甚，血管中充實之血液容量
甚少，故脈仍不出。人參據日本富長壽識氏之報告，脈波
微弱而易壓迫者，用之血壓增進，用脈波計見脈波漸漸
高起。又據古代相傳，人參能大補真陰，所謂真陰，大概
津液之謂，或即細胞之原形質。準此以觀，則仲景通脈四

逆湯脈不出加人參之理，豈不顯然可見。……東人藥物書籍論附子之功用，有多服誘起痉厥之說，此蓋因襲遠西人之說。詢當攻之博医会賀氏療学制止血液循環藥內烏頭條，其所說與吾國古時傳說之附子烏頭絕相反。然則吾國所產之附子烏頭，殆與遠西不類，此說非個人之臆測，余君雲岫（詳余氏医述）亦已先我言之矣。

132

莆田国医专科学校讲义

药物

（三册）

1945.

民国三十四年五月重订

又紛紛占領中國的地方、如旅順、大連、威海衛、九龍、青島、廣州灣……等地、並在內地城市開有租界商埠、作政治和經濟侵略的根據地、現在領事裁判權、關稅、鹽稅權都沒收回、領海領空、領江仍讓他國軍艦商船飛機自由地來往。自「九一八」事件發生、東北四省被佔、就是西藏青海等邊疆也都朝不保夕。現在日本已有吞併中國的野心、各國倘能利害一致、來瓜分或共管中國、那是容易的事體。

（月）經濟的壓迫　政治的壓迫是有形的、而經濟的壓迫卻是無形的。中國每年除賠款及借款外、還有洋貨侵入、奪去我們四分之一倍。說到中國的人口雖號稱四萬萬、其實確數是沒有精密統計的。四萬萬之數是乾隆時調查的、可是在二百年後的今日、也還是四萬萬。這種危險情形、若拿天然進化的觀點來看、中國民族難免滅亡的危險。

（二）政治的壓迫　中國原是個強盛的國家、所有鄰近的國家、差不多都來稱藩。西方諸國也常來進貢。到了滿清時代、琉球、暹羅、蒲魯尼、蘇祿、爪哇、錫蘭、尼泊爾、布丹等國都不進貢了、伊犂流域之霍罕和黑龍江以北諸地、又拱手送諸外人。不久安南又割歸法國、緬甸讓給英國、高麗、台灣、澎湖又割與日本。後來各國

何首烏（別名）交藤 夜合 陳知白 馬肝石

科屬 蓼科

產地 兩粵（廣东 廣西）及河南、朝鮮、

形態 多年生蔓草，葉為心臟形，頂端尖銳，秋日有花莖，出自葉腋，多數小白花成穗，根為紡錘形，色黑褐而肥大。

性味 苦、澀，微溫，

主治 瘰癧，消癰腫，療頭面風瘡，治五痔，止心痛，益氣血，黑髭髮，悅顏色，久服長筋骨，益精髓，延

一百四十五

藥物學

年不老，亦治婦人產後及帶下諸疾（開寶）
腸胃一切宿疾，冷氣腸風，久服令人有子（大明）

生理作用　入胃後即能助胃之消化，至腸使分解而被吸收，經此分解後之特效糖素入血內，能促進血液中之酵素作用，使細胞之新陳代謝作用增速。

近世應用　強壯　緩瀉　久瘧　瘰癧

藥品鑑別　產自中國者，切斷其連珠狀之根，橫斷面為淡紅色之花紋，表面上有大而如深溝狀之直線五條者為最佳，産日本者無連珠狀，其色現淡紅者為雄，灰白者為雌。

入藥部分　根

用量　三錢——六錢

炮製　採根以布拭，去土，以竹刀刮去皮，剉片，拌黑豆九蒸九曝。

相使　茯苓為之使。

畏反　無鱗魚、蘿蔔、葱、蒜、諸血、鐵器等

前人之說　張石頑曰：本品氣温味苦濇，苦走腎，温補肝，

滑能收斂精氣，所以養血益肝，固精益腎，健筋骨，烏髭鬚髮，為滋補良藥，不寒不燥，功在地黃、天冬諸藥之上，氣血大和，則風虛、斑腫、瘰癧之疾可愈，生則性兼發散，主寒熱、痎瘧、癰疽、背瘡皆用之，今人治津血枯燥及大腸風秘，用鮮者數錢，煎服即通，以其滋水之性最速，不及封藏，即隨之而下洩也。單方用治久瘧，以何首烏一兩，柴胡三錢，黑豆隨年數加減，煎成露一宿，清晨熱服，夜間發瘧尤效。（本

經逢原）

近人之說：

黄勞逸曰吾人一身之健康，全賴乎胃腸之營養，若胃腸消化不良，食物常停滯於腸管内，因而便秘，及久滞食物腐化而起下痢者，由斯而起之食慾不振，營養不良，精力衰弱之病人，能連服適量之何首烏，因其能與腸管以輕度之刺激，其結果能淨掃腸管内，亢進腸管壁之緊張性，因之腸管之運動增加，消化及吸收力亦强盛，食慾亦因之而加增，

藥物學　　　　　　一百四十七

營養亦因之而恢復，氣力倍勝，至於體弱無兒者，亦因此而得子，亦似可能之事。又連服本品時，因能刺激腸管，故而致骨盤腔內諸臟器之血行，亦因之而起變化，因此病得全愈，斯亦推想應及之論也。總之何首烏之有促進胃分泌，增加，與腸蠕動增速，以增加之消化作用，若腸管神經敏銳者，反因服本品而起峻瀉，衰弱者欲強壯，而服本品反致更形衰弱，如此情形，雖屬稀罕，然亦有見聞，故宜視身體之强弱而增減，其用量由病情之變化而更換，其佐藥則顯效之文偉否則非徒無益，反害之也。

當攻無鱗魚，富含蛋白質，胃腸消化不良者應宜少食，血液亦然。葱蒜雖能制胃腸腐物之醱酵，然有秘便作用，故不宜合用。蘿蔔為助澱粉消化之要藥，使之無沾鐵器與本品毫無作用，即用鐵煮，亦屬無礙。經疏曰：「首烏為益血之藥，忌與附桂等諸燥熱藥用同」按附子桂枝，均有燥結大便之作用，與本品緩下之作用相反，理應禁止合用。

藿香（別名）迦箅香　藿去病

科屬　唇形科

產地　廣東

形態　野生，庭院亦多種之，莖方有節，中空，葉為卵形，端尖有缺刻，自莖端至下部對生，甚密，夏秋之間，開青紫色花，花冠唇形，莖葉香氣頗烈。

性味　辛微溫

主治　風水毒腫，去惡氣，止霍亂、心腹痛。（別錄）

脾胃吐逆，（蘇恭）

助脾氣開胃口，進飲食（元素）

近世應用　傷食霍亂等，能緩解劇甚之吐瀉、及腹痛。增進食慾，亦有多少解熱之作用。

藥用之部　莖、葉、

用量　五分至三錢

禁忌　凡因熱而作嘔者忌服。

前人之說　張石頑曰藿香芳香之氣，助脾醒胃，故能止嘔逆，開胃進食，溫中快氣，去瘴氣，止霍亂，治心腹痛，凡時行疫癘，山嵐瘴瘧，用此醒脾健胃，則邪氣自無容而愈矣。

白芷（别名）芳香　澤芬

科屬　繖形科

產地　山西　江蘇

形態　一年生草本，莖高五寸許，葉卵圓形，對生，夏時於莖頂開白色而微黄之繖形花，其肥大主根外面，有輪節之隆起，上部戴葉之殘基，下部分歧，為多數之副根，是為藥用之主要部分外面呈污灰褐色，除去縱皺與小根有隆起瘢痕，其質硬有强芳與甘辛烈味。

性味　辛溫無毒

成分　富含有揮發油，及樹脂、澱粉、蘇酸、糖分等

主治　女人漏下赤白，血閉陰腫寒熱，頭風侵目淚出，長肌膚，潤顏色，可作面脂。（本經）

療風邪，久渴吐嘔，兩脇滿，頭眩目癢（别錄）

治目赤弩肉，去面皯疵瘢，補胎漏滑落，破宿

一一三五

血補新血，乳癰，發背，瘰癧，腸風，痔瘻，瘡疥癬，止痛，排膿。（大明）

治鼻淵，鼻衄，齒痛，眉稜骨痛，大腸風秘，小便去血，婦人血風眩運，翻胃吐食，解砒毒，蛇傷，刀箭金瘡。（時珍）

近世應用　解表　鎮痙　定痛　排膿

入藥部分　根、葉、「可作湯浴丹毒癮疹風瘡」

採製及貯藏　初冬時視地上部漸變黃色，即掘起，於通風處避雨露乾燥。若欲其色白并防其蛀，須以

方劑 診斷 病理 溫病 傷寒 常識 3

國文 溫病 方劑 病理 體育 體[illegible] 4

溫病 診斷 藥物 衛生 醫經 傷寒 5

藥物 國文 診斷 作文 6

石灰拌藏。

用量	一錢至三錢
相使與畏反	當歸為之使　惡旋覆花
前人之說	王璆百一選方：王定國病風頭痛，至都梁求明醫楊介治之，連進三丸，立時病失，懇求其方，則用香白芷一味，洗曬為末，煉蜜丸如彈子大，每服一丸，以茶清或荊芥湯化下，遂命名為都梁丸。其藥治頭風眩運，女人胎前產後傷風頭痛，血風頭痛，皆效。（百一選方）

一百五十一

宗奭曰藥性論言白芷能蝕膿，今人用治帶下，腸有敗膿，淋露不已，腥穢殊甚，遂至臍腹冷痛，皆由敗膿血所致，須此排膿，白芷一兩，單葉紅蜀葵根二兩，白芍藥，白枯礬各五錢，以蠟化丸梧子大，每服空心，及飯前米飲下十丸或十五丸，俟膿盡乃以他藥補之。

石頑曰本品辛香升發，行手陽明（大腸），性溫氣厚，行足陽明（胃），芳香上達，入手太陰（肺），為解利陽明，風熱頭痛，及寒熱頭風，侵目淚出之要藥，其所主之病，不離三經，如寒熱頭眉稜骨痛，頭目齒痛，三經之風熱也；漏下赤白，癰疽頭面皮膚風痹燥癢，三經之濕熱也。風熱者，辛以散之；濕熱者，溫以除之。都梁丸治崩漏赤白，深得本經之旨。性善祛風，女人漏下赤白，皆風入胞門所致，辛香入脾，故又能溫散血閉陰腫，及寒熱頭風侵目淚出，總取辛散利竅之功。其長肌膚潤澤顏色者，則有排膿長肉之力，所以外科用之痘疹起脹，連皮腫者於解毒藥內預杜將來發瘡之患。三三燒烟辟蟲蛇本品又能解蛇毒內攻研末新汲水調頻灌蛇傷潰爛和膽礬麝香摻但性屬升散嘔吐之因於熱者漏下赤白之因於火者禁用。癰疽潰後亦宜漸減以其能耗胃氣也。

編者按

白芷治頭痛幾成為民間普遍之常識然頭痛之因非一傷風感冒而頭痛者本品最宜若因熱病而起之充血頭痛目珠必有赤脈

紅絲，宜加清降之藥，據日本村山長之助藥學士及下山藥博士之試驗報告，其主成分含揮發油及樹脂澱粉鞣酸糖分等，功效與西洋產之「安傑利加根」完全相同，為興奮鎮痛鎮痙藥，專用於神經痛頭痛眩暈，對於不癒之癀瘍腫物之疼痛（即舊說所謂排膿止痛）若胎生兒之陣痛微弱亦可用為陣痛催進藥，又本品對於產後惡寒發熱，伍以黑剤加入對證方中往往獲效，斯為編者之所親驗也。

蒲公英（别名）黄花苗　石長生　奶汁草

蒲地金錢

科屬　菊科

產地　隨處均有

形態　多年生草，葉由根叢生，羽狀分裂，有大鋸齒，下向。早春葉叢抽花莖，斷之有白汁，頂開黄花，爲類菊花。花後萼成白色冠毛，結實如球，作放線狀裂開，種子乘風飛散。

性味　甘平

成分　內含「泰拉基沙丁」（苦味質）膠質、糖質、加里、鈣鹽等。

主治　婦人乳癰、水腫，煮汁飲及封之立消。（蘇恭）

解食毒、散滯氣、化熱毒、消惡腫、結核、丁腫。（震亨）

擦牙、烏鬚髮、壯筋骨。（時珍）

白汁塗惡刺。（蘇頌）

生理作用　加增胃液之不足，促進消化之功能，并能激腸之蠕動，使大便容易排出。

近世應用　健胃　消腫　緩瀉　利尿

藥用之部　莖　葉　根。

製法　生搗汁用或曝乾剉用。

用量　三錢至一兩

蒼耳子（别名）卷耳　爵耳　羊負來　進賢菜。

科屬　菊科

產地　隨處野生。

形態　本品為一年生草本，莖高四五尺，葉互生，為卵圓形，末端帶尖，葉莖生有短毛，葉之邊緣有缺刻及鋸齒，葉有葉柄，頗似茄葉，夏日稍頭及莖端俱開白而帶綠色之小花，花後結實長四分許，外面黃白色，兩端稍尖，被以無數之刺，熟則刺愈堅剛。

性味　辛温有小毒，

主治　風寒頭痛，風濕周痹，四肢拘攣痛，惡肉死肌，膝痛。（藏器）

治肝熱，明目。（甄權）

治瘰癧，瘡疥及瘙癢。（大明）

去風補益，炒香侵酒服，（時珍）

近世應用　解熱　發汗

入藥部分　子、莖、葉

收採時期　秋冬時果實充分成熟，採下陽乾。

炮製　炒香搗去刺，或酒拌蒸用。

用量　二錢至一兩

禁忌　猪馬肉米泔

蒼朮（別名）山精　赤朮　抱薊　地葵

科屬　菊科

產地　江蘇　河南

形態　多年生草，莖高二三尺，下部成木質，葉為單葉形，楕圓亦有三裂頗深者，或為複葉，秋初梢頭開花，筒狀，花冠色有白與淡紫二種，周圍總苞如葉狀，類覆瓦，根如老薑多鬚，根外部茶褐色，或暗色，處處有疣狀之突起物，與不整形之皺襞，橫斷面現黃白色。

性味　甘溫而辛烈。

主治　風寒濕痺死肌痙疸（本經）

一百五十六

消痰水，逐皮間風水結腫，除心下急滿，及霍亂吐下不止，暖胃消穀嗜食（别錄）治筋骨軟弱，痃癖氣塊，婦人冷氣癥瘕山嵐瘴氣温疾，（大明）除濕發汗，健胃安脾，治痿要藥。（東垣）

生理作用 入胃後能刺激胃粘膜，使胃之蠕動增速，及胃液分泌增多，以亢進其食慾，且能刺激腎藏神經，使腎動脈擴張，以促進利尿之功能。

近世應用 利水 發汗 健胃 及胃腸炎，發揚精神沉鬱之效力等。

藥用之部　根

採收及修治　秋間採删，除毛根，米泔水浸炒用。

用量　小量一錢至錢半　中量二錢　大量三四錢

禁忌　桃、李、雀肉、青魚。

昔賢記驗　微患飲癖三十年，始因少年夜坐寫文，向左伏几，是以飲食多墜左邊，中夜必飲酒數杯，又向左卧，壯時不覺，酒止水從左下有聲，脅痛，食減嘈雜，飲酒半杯即止，十數日必嘔酸水，

一一五七〇

數升，暑則右邊有汗，左邊絕無，遍訪名醫及海上方，間或中病，止得月餘，復作，補利之藥遍嘗之矣，自揣必澼囊，如水之有科臼，不盈科不行，但清者可行，而濁者停滯，無路以決之，故積至五七日，必嘔而去，脾惡濕，莫若燥脾以去濕，崇土以填科臼，乃悉屏諸藥，只以蒼朮一斤，去皮，切片為末，油麻五錢，水二錢，研濾汁，大棗五十枚，去皮核，搗和丸梧桐子大，每日空心溫服五十丸，增至一二百丸，三月而疾除，胸膈寬利，飲啖如故，暑月汗亦周身，燈下能書小楷，皆术之力也。「許叔微本事方」楊士瀛曰，脾精不禁，小便漏淋不止，腰背痠疼，宜用蒼术以斂脾。

茯苓（別名）松腴　更生　茯菟　金翁

「赤苓．苓皮　茯神」附

科屬　帽蕈科　菌類

產地　雲南

形態　松樹截斷後，約經五六年，土中之松根生出

藥物學

一種如菌蕈之類謂之茯苓爲大小不同之塊大如兒頭表皮極厚排腫如瘤乾則呈黑褐色而生細皺內部爲肉質粒狀色白或淡紅白者質堅實名白茯苓上品也淡紅者質輕虛名赤茯苓品下矣其抱松根而生者名茯神

性味　甘平

成分　未經一一加試驗但其主要成分則爲「匹克聖」

生理作用　與胃極無變化由腸壁吸入血中能增高血

主治

壓使腎臟之分泌機能亢進。

（茯苓）胸脇逆氣，憂恚驚邪恐悸，心下結痛，寒熱煩滿，欬逆，口焦舌乾，利小便。（本經）止消渴，好睡，大腹淋瀝，膈中痰水，水腫淋結，開胸腑，調臟氣。（別錄）開胃止嘔逆，善安心神，主肺痿痰壅，心腹脹滿，小兒驚癇，女人熱淋。（甄權）瀉膀胱，益脾胃，腎積奔豚。（好古）

（赤茯苓）破結氣。（甄權）

瀉心小腸之熱，利竅行水。（時珍）

（茯苓皮）水腫膚脹，利水道，開腠理。（時珍）

（茯神）辟不祥，療風眩風虛，五勞口乾，止驚悸，多恚怒善忘，開心益智，安魂魄，養精神。（别錄）

補勞乏，主心下急痛堅滿，人虛而小腸不利者，加而用之。（甄權）

藥理作用 藥物之所以能利尿者，不外兩端。（甲）為腎臟血管球之濾過作用增大；（乙）為腎臟細尿管之收吸作用抑制也。（乙）之原因則須有不為細尿管所吸收哉，細尿管所難吸收之物質入於尿中所致，即鹽類是也。故茯苓若果有利尿之作用，即當進而求其屬甲屬乙、然茯苓之為物，一望而知非鹽類，大抵屬於甲種，（同德雜誌——研究國產藥物芻議）

修治 茯苓茯神去外皮切用，單用茯苓皮者洗淨切片。

用量 小量一錢——三錢
中量四錢——五錢
大量六錢——一兩

忌症　滑精及小便失禁者忌

反(與)藥　白蘞牡蒙地榆雄黃醋

先賢之說　張石頑曰，大便瀉者胃氣不和，不能分利水穀，偏滲大腸而泄瀉也。茯苓分利水穀，則瀉自止，其皮治水腫膚腫，通水道，勝於大腹皮之耗氣也。「逢原」

黃宮繡曰：凡人病因水濕而見氣逆煩滿，心下結痛，呃逆嘔吐，口苦舌乾，水腫淋結，憂恚驚恐，及小便或澀或少者，服此皆能有效。「求真」

東人之說

湯本求真曰：本藥以利尿之頻數或減少，與胃内停水，及心悸亢進，或筋肉瞤動之間代性痙攣為主目的，其證狀不問其為神經性，及與心或腎臟原因性，皆佳也。

近賢試驗

吾國數千年來，茯苓之記載，茯苓之方藥，美不勝收，今悉略而不詳，茲就個人經驗述之，如次。本經言主胸脇逆氣，憂恚驚邪恐悸，當予初讀本經，頗不之信，以為茯苓之功用，淡滲利水而已，舉凡本經所言，茯苓何足以當

[illegible]

之年來凡兩治氣從少腹上逆胸膈之奔豚症。紹信茯苓之效確如本經所述。其一病者為婦人，病起自情志不遂，氣從少腹上冲胸，延醫診治，服四磨飲、越鞠丸，而病不退。友人丐予往診，本內經肝苦急，急食甘以緩之之法，如白芍、棗仁、麥冬、地黃、龍牡等，以其夜煩不寐，乃重用茯神與，後甚舒適。病者旋因其夫悔過自新，不似若日之初謾，再以湯藥調之，故未幾而愈。是自有此驗案後，因悟及仲景所謂奔豚一症，特情志之病而已。嗣閱東人讀遺熙之書，亦以奔豚病屬諸發作性神經官能疾患。近日又治一症，病者為中年男子，賦悼亡之痛，病發從少腹上衝，胸悶氣促，心煩不寐，則醫進桂枝加桂湯，病如故。予以柔肝之法治之，以其不寐，乃重用茯神，茯神與茯苓本無所異，從此悟出古人治奔豚症，每用茯苓者，非用茯苓利水，不過取茯苓之滋養和緩而已。而予兩次治奔豚，皆用茯

案出處

神而不用茯苓，個此予以為茯苓、茯神功效相同，無庸區別，予之不用茯苓用茯神者，以茯神在近世觀念中，謂能安神定魄，且用硃砂浸製，或能鎮靜，若治不寐而用茯苓，必見嗤於市醫，故從俗用茯神，非茯神之有異於苓也。——（丁）次公

芫花（別名）蜀桑　毒魚　頭痛花　兒草

科屬　瑞香科

產地　河南　安徽

形態　本品為落葉小灌木，莖高三四尺，葉小，橢圓形，全邊，春月發葉開小紫花，節節密生，花先葉而開。

性味　苦、微温，有毒。

主治　欬逆上氣，喉鳴喘，咽腫，短氣，蠱毒，疝瘕，癰腫，殺蟲魚。（本經）

消胸中痰水，喜唾，水腫，五水。（別錄）

療咳嗽，瘴瘧。（大明）

治水飲，痰癖，脇下痛。（時珍）

[illegible]

近世應用　去水　祛痰。

藥用之部　花

收採與修治　三月季春時採摘，採花以水浸一宿曬乾用。

用量　錢分至錢許

相使及畏反　決明為之使　反甘草

禁忌　虛人忌用

前人之說　柯韻曰　仲景於欬之劇者類萃甘遂大戟芫花之品，而以十棗湯解之者，咸謂病既急迫，用藥不[illegible]其[illegible]，然終無以三味之殊，體貼病情而為之説者夫謂不嫌峻則驅飲之物豈止三味若謂以其功用相近則一味足矣何必三味愚因此細參三味之蠲逐飲邪用各不同其與病情甚爲貼切也夫甘遂其性爲著裏再戴之以甘遂半夏湯治雖利心下續堅滿不可知其爲飲在裏縱下利而不減用者乎大戟其性爲着表再參之以治一身十二經之水及中風皮膚疼痛吐逆又不可知其爲飲在表而兼吐逆者用乎芫花其性爲着

上再其主治為欬逆上氣喉鳴喘咽腫短氣更不可知其為飲横於上者乎曰太陽中風下利嘔逆表解者乃可攻之其水漐漐汗出發作有時頭痛心下痞鞕滿引脇下痛乾嘔短氣汗出不惡寒者此表解裏未和也十棗湯主之夫上為吐下為利外出為汗内仍心下痞鞕滿引脇下痛自非甘遂大戟芫花何能使淨盡無餘而後知仲景之用藥决非漫無分别也

近人治驗

楊吉瀛曰：破癖須用芫花，行水後即便養胃可也。

朱東坡先生云：春間有孫晉周者，痰飲浮腫，發熱氣急，咳後胸脇以手摩之漉漉有聲，經中醫十餘人，均未奏功，余治兩日，用小青龍加減，亦無效，爲薦西醫譚以禮視察，至再曰：此肋膜炎也，然爲日已久，祇有去脇骨三寸，將積水取出，或有希望，舍此別無他法，若水未散，可用空針抽去之，至于用藥則上不適口

蔡某患

下不通陽，升降失靈，別無可治之法，譯者按

復要請開頭斷臂，家人終不願，商議至再

乞公盡力施治，雖死亦感。余為疏控涎丹一

錢五分，吞後，是晚七九時，復遣人來請云藥

入後約一小時，漉漉至第二次，忽神昏似

厥，刻內香蘸，亟待設法救援，當即囑卓前去

刺，時人已清醒，雖續瀉，擬熟參苓朮各

三錢，甘草五分，桂枝五分，囑服二劑，至次日二

日告診，脉息已轉，精已識，請再頻轉藥歸原

上轉側，已使腳攣解，于去其八，處出攣日十餘罐，亦瀉氣，亦平納穀，增複按捏注丹一錢，則連瀉五次，攣聲止，而諸恙均除，連與六君子合星香散等服十餘帖，而病痊。譯君談及此症，據云西法尚未發明，然控涎丹之功，令人莫測，我中醫於飲病治法，尚多此其一也。

編者按：仲景經方，罕為世所採用，而傷寒尤覺其難讀。太炎先生序傷寒論曰：「自金以來解傷寒論者多矣，大抵可分三部，陋若陶華，妄若舒詔，僻若元御，而異焉者，必有則，而不能述仲景之意，則成無己是也。才辯自用，顛倒舊編，時亦能解前人之執，而過或甚焉，則方有執、喻昌是也。假借運氣，附會歲露，以實效之書變為玄談，則張志聰、陳念祖是也。去此三繆，能卓然自立者，創通大義，莫若浙之柯氏，分析條理，莫若吳之尤氏，嗟乎，解傷寒者百餘家，其能自立者不過二人，斯亦悲矣。近世醫工視麻桂青龍湯之加蛇蝎，遑論十棗、控涎之峻劑哉。故無論停痰宿飲，痰引胸脇，莫不曰此肝氣不和，求溫熱之平肝順氣，二陳蠲飲數行塞責，醫雖明診斷，不曉治法，祇知剪斷肋骨，抽取積水，中醫沉迷生剋，與西醫還信讖緯，式治蘇某，失均也，編者講授漢學，本不涉及大論範圍，但為講解便利計，時採村氏及唐容川、陸師二說，使讀者明曉十棗證治之所在，然而吾人處此醫潮澎湃之

能止嘔逆

能去嘔逆

蓋麻黄桂枝芍藥甘草

半夏能止嘔逆

葛根湯之

麻黄 桂枝 芍藥

甘草 葛根

秋，一味崇古，故不可刻意迷新，更不能，必須闡發，故有融會新知，舍短取長，吸精華者，必如是，然後國醫有進步，必如是，則病人不致枉死，祇以學殖譾淺，陋見未廣，惟其治醫一本斯主旨，繼起而光大之者，所望於同志諸君矣。

柯韻伯曰：中風下利嘔逆，本葛根加半夏證，若表既解，而水氣淫溢，不用十棗攻之，胃氣大虛，後難為力矣。然下利嘔逆固為裏證，而本于中風，不可不細審其表也。若其人漐漐汗出似乎表證然發作有時則病不在表矣頭痛是表證然既不惡寒又不發熱但心下痞鞕而滿脇下牽引而痛是心下水氣泛溢上攻于腦而頭痛也與傷寒不大便六七日而頭痛與承氣湯同乾嘔汗出爲在表然而汗出而有時更不惡寒乾嘔而短氣爲裏證也明矣此可以見表之風邪已解而裏之水氣不和也然諸水氣爲患或喘或渴或噎或悸或煩或利而不吐或吐而不利或吐利而無

汗，此則外走皮毛而汗出，上走咽喉而嘔逆，下走腸胃而下利，浩浩莫禦，非得利水之峻劑以直折之，中氣不支矣。此十棗之劑與五苓、青龍、瀉心等法懸殊矣。○

陸川按：芫花、大戟不是全身雖逐水藥峻烈，甚甘遂而芫花兼主喘欬咽腫——此條（指十棗湯證）言外有表證裏有水飲者當先解其表，後用十棗湯攻其裏水也。十棗湯所主為凝涎性肋膜炎或滲水，故有欬唾引痛之證。在此條則心下痞、鞕滿引脇下痛、乾嘔、短氣。為用方之標準。其餘皆辨認表解之法。（村氏所釋是也。）急性肋膜炎。初起時惡寒發熱、頭痛。甚似中風。論病理固由肋膜炎所致。與傷寒中風之純由外感者不同。論治法則仍當先解其表。否則表熱入裏。為禍更烈。古人分表邪裏水為兩事。是不明病理之過。西醫診明肋膜炎。不復措意於表證。是不知治法之過也。又十棗湯逐水峻劑。不得名和裏。從文字上觀察。表解裏未和。似乎小病。不當用此大方。殊不知鞭滿脇痛。乃肋膜積水之候。古人統稱痰飲。金匱云。病痰飲者當以溫藥和之。蓋逐水稱和。古醫家通行之語。裏未和猶言裏水未去。非調和之謂也。

瓜蒂（別名）瓜丁　苦丁香　「附」瓜子

科屬　胡蘆科

產地　各處庭圃均有栽培。惟浙產者良。

形態　本品為一年生蔓草。莖有長粗毛。以卷鬚纏繞他物。而成長葉作心臟圓形。有淺掌狀分裂。葉柄頗長。花為單性黃色合瓣花。深作五裂。雌花及雄花生於同株。果實為漿果。有甘味。形狀不一。成熟則呈有光澤黃色。有縱條紋。

性味 苦寒有毒。

成分 據醫學博士猪子吉人氏對於有效成分名之為「梅羅托克新」（甜瓜毒素）

生理作用 其作用也或直達或間接刺激嘔吐中樞以誘起嘔吐。——化學實驗新本草。瓜蒂注

藥物學

意服之。則祇刺激胃腸而已，并不起吸收作用，即起呼吸障礙等。——醫事新誌八七三號

主治　身面四肢浮腫。欬逆上氣。及食諸果病在胸腹中。皆吐下之。（本經）

去鼻中瘜肉。療黃疸。（別錄）

治腦寒熱，齆眼昏，吐痰（大明）

吐風痰熱涎。治風眩，頭痛，癲癇，喉痹，頭目有濕氣。（時珍）

（瓜子仁）腹內結聚。破潰膿血。更為腸胃脾內壅要

藥(別錄)

清肺潤腸和中止渴(時珍)

近世應用　攤推吐劑

藥用之部　蒂

品考　多紀安元氏遺稿瓜蒂條曰良品之蒂瓜甚甜而蒂苦此則味强更良好也　王晉山云今浙中香瓜即甘瓜也諸瓜之中惟此最甜最香　唐瑤云甜瓜蒂以圓而短之瓜者良顯然非西瓜番瓜南瓜冬瓜之蒂可知|王

錫光瓜蒂考。（詳情見醫界春秋）

修治　研末稍炙用。

用量　二分至八分。

禁忌　虛人忌用。「平野革齋病家須知曰：食瓜蒂中毒者，用紙碎麝香二三分為細末，服之頓解。用冷醬羹亦可。」——漢效方。

前人之說　鄒澍曰：觀「病如桂枝證，頭不痛，項不強，寸脈微浮，胸中痞鞕，氣上沖咽喉，不得息者，此為胸中有寒也，當吐之。」「病人手足厥冷，脈作緊者。邪結在胸中。心中滿而煩飢。不能食者。病在胸中。當須吐之。皆瓜蒂散主之。太陽病中暍。身熱疼重。而脈微弱。此以夏月傷冷水。水行皮膚中所致。宜一物瓜蒂湯。則知瓜蒂之治胸中實矣。觀少病飲食入口即吐。心中溫溫欲吐。復不能吐。始得之。手足寒。脈弦遲者。此胸中實。不可下。當吐之。若膈上有寒飲。乾嘔者。不可吐。當溫之。則知雖胸中實。但兼乾嘔。遂不得用矣。觀胸上諸實。胸中鬱鬱而痛

奚牛吳

不能食。欲使人按之。反有涎唾下利日十餘行。其脈反遲寸口脈微滑此可吐之吐之利即止。則知雖喜按但胸中實而痛即可用矣。觀太陽病當惡寒、不惡寒。關上脈細數為吐之過。則知凡胸中未痞鞕者、皆不可吐矣。瓜瓣即瓜子。唐本草注稱其主腹內結聚、破潰膿血最為腸胃脾內壅要藥。觀之金匱治腹裏膿血之腫癰、千金治欬吐膿血之肺癰若合符節予嘗仿是意用治痰之膿厚色黃者

多有效由此推之其可用處亦不少矣—本經疏證

張石頑曰。甜瓜子即甜瓜瓣其仁專於開痰利氣。千金治肺癰有葦莖湯腸癰有牡丹大黄湯。予嘗用之。然必黄熟味甜者方不傷胃氣。—本經逢原

東人之説

東洞吉益氏云。瓜蒂主治胸中有毒欲吐而不吐也。—藥徵永富獨嘯庵云痞者在胸膈者不可吐。凡腹氣虛者決不可用吐方。凡危

急短氣太甚者。平居患心吐血者。或其證候有血證者。決不可用吐方。若犯之則促其命期。〻〻〻〻暨年過六十年者不可吐。

近人之說

鐵樵先生云。凡爲病日淺。正氣未虛。邪熱內攻。胃不能容。生理起反應而嘔者。皆可吐也。其要點在病須陽證。正氣未虛。否則禁吐。此爲鄙人歷數十次經驗。無一或誤者。用以治嬰兒之病。奏效尤捷。而無流弊。

陸川淡先生云。病如桂枝證。謂發熱汗出惡

風而上衝也。然頭不痛，項不强，脈不陰陽俱浮，而但寸脈微浮，則非真桂枝證。胸中痞鞕者，痞毒在上，為上實之證也。氣上衝喉咽不得息者，痰涎湧逆，亦知正氣欲驅痞毒使上出，故宜瓜蒂散，因其勢而吐之。胸有寒，謂痰也，千金可證。古者無痰字，本論或謂之寒，或謂之邪。金匱或謂之濁，或謂之濁唾，或謂之涎，諸皆今之所謂痰也。至金匱之痰飲，乃淡飲之謂。今人以飲為痰，非也。

章次公曰瓜蒂之催吐效驗確實惟用量不能過量則能引起劇烈之急性胃腸炎　催吐藥之作用有二種區別一為刺激胃之知覺神經由間接反射於延髓之嘔吐中樞。而催吐者也一為吸收於血中直接刺激嘔吐中樞者也瓜蒂少量之作用屬於前者故注意服之祇刺激胃腸而已別錄謂瓜蒂療黃疸此種黃疸大抵為膽石症嘔吐之際因腹壓之作用脫出膽囊內所塞之結石故能有效。

防己（别名）解離　房苑　石解　載君行

科屬　防己科

產地　陝西　四川

形態　本品為自生之蔓草莖細小而頗長皮呈綠色稍作木質狀內部污白色有氣孔葉互生作心臟形夏月於葉腋叢生淡綠色小形花雌雄異株雌者結圓形實作青黑色大三分許

性味　辛平

成分　含有一種植物鹼名（喜挪美寧）

溫瘧
即由瘧疾一類之病 古代
總括之曰風寒溫瘧
腸傷寒時体溫上昇
即有偏下由利尿作用也
腎炎鈉鹽過多瘀及下積水而起
新陳代謝之不良而起之
尿酸性關節炎之疼痛紅腫
之係起因胃炎是
患之係局部神經之一種症狀
之之機制止腸之蠕動而進
故之止瀉

藥物學

主治

風寒溫瘧熱氣利大小便（本經）
水腫風腫去膀胱熱手足攣急止泄散癰腫
惡結諸瘑疥癬蟲瘡（別錄）
濕風口面喎斜手足拘痛散留痰（甄權）
治下中濕熱腫泄腳氣行十二經（元素）

藥理作用

呈強度之解熱作用能除去患部之老廢物
以旺盛其新陳代謝之作用且有末梢性血
管擴張作用

近世應用

關節痛　利尿

藥用之部分　根

修治　去粗皮酒洗或米泔水洗剉用

品考　防已有二種余家用所謂漢防已者也又曰木防已出漢中者謂之漢防已譬如漢木遼五味子也後世而二之其莖謂之木防已可謂謬矣余試用所謂木防已者終無寸效而所謂漢防已者能治水也於是斷然用之——東洞吉益

用量　一錢——一兩

風寒濕痹：風流行性感
冒與濕疹一類之疾，古
代醫家總括為風寒濕痹
熱氣：乃指腸傷寒時體溫昇
利大小便：即有瀉下與利尿
作用也
水腫：由腎臟炎致腎盂積
皮下積水而起
風腫：因新陳代謝之不良而起之腫
發性關節炎之疼痛紅腫
膀胱熱：係起自膀胱炎
手足攣急：係肌肉部神經之一種
痙攣
止洩：能制止腸之蠕動亢進
故可止洩

身生[illegible]

懸長　細辛　萆薢

龍人之證

張元素曰苦下焦濕腫及痛并泄膀胱火邪必用漢防己龍膽草爲君黄柏知母甘草佐之防己乃太陽本經藥也

鄒潤安曰防己之爲物其用治水濕於脾與咸奚然仲景治風濕皮水所謂身重汗出惡風水氣在皮膚中四肢聶聶動者均與此合縱身重關係脾濕四肢爲脾之合故也

關者曰濕已絶不發汗而但直泄於小便如

金匱已椒藶黄丸千金五物木防已可據也
陶隱居云防已是療風水要藥水與飲皆濕
類也故防已黄耆湯治風濕防已茯苓湯治
水木防已湯治飲名雖有三理無少異（一本
草思辨錄）

東人之說

葛根方 一匝解熱 一匝止咳

彥雄曰本品可作鎮痛藥治療僂麻質斯有
功效又作利尿藥治療水腫腳氣和痛風
等病症現在之新藥既證明其鄉美亨已是從本
品提出有用成分使和强酸結合可作

藥物學　　一百七十乂

近人又說

治療僂麻質斯和痛風注射藥

蔣玉伯曰　按藏器云治風用木防已治水用漢防已經云水道不行則形氣消索此由腎所生病失其排泄之作用以致水泛則為痰飲積溢則為水腫防已有利尿之效所以主之……

劉曜曦曰防已有利尿之功故水腫及淋病時用之—民國醫藥雜誌孫達生曰向來對於神經痛及僂麻質斯症多以撒里知兒酸

製劑——止痛劑——并安知必林一類的藥物內服。然每有毫不見效者。現予對於數例病人。施用鹽酸喜挪美辛液皮下注射頗得良好成績。此藥係日本京師石割學士所發見由中藥防已中製出之一種結晶性植物鹼也。注射用3%溶液。日本日野氏所著和漢藥物學內載漢防已者治四肢拘攣用之。又梅村氏民間藥用植物雜誌云防已根煎服為僂麻質斯之妙藥。是其經驗與鹽酸喜挪美

一百七十八

寧之效能頗相一致——同德醫藥學雜誌五卷六號

黄勞逸曰。在胃中大激胃粘膜。使胃液分泌驟增。入腸能激腸壁神經。使吸收力強大。同時又能阻止腸液之分泌。入血中令全身粘膜充血。而以腎臟為尤顯。全身之過量水分。即驅向腎臟。而腎臟之工作。亦就此而迅速。

林天定曰。漢防已為緩下劑。利尿劑。神經痛。防已極有著效——台灣漢藥學章次公曰僂麻質斯爲運動器官疾患有急慢兩種急性者即我國古籍上「白虎歷節痛」又名「白虎痛風」（見外台秘要）慢性者即近世所謂「筋骨疼痛」內經名「痛痺」「坐骨神經痛」爲末梢神經疾患即腰際諸痛古代醫籍論「歷節」「痛痺」「腰際諸痛」大都以濕字賅之故「風濕相搏」「濕阻絡脈」「濕家」「濕痺」均是也古人既認定此種病屬於濕而防己得治之

西醫籍急慢僂麻質斯之病因最近無確切

之報告，亦謂本病高燥地方不常見，卑溼窪下之墟多有之。又謂本病與時節頗有關係，天氣寒冷、陰晴燥濕變易不常之際多見之。至誘發本病，則感冒與人居處潮溼為最重要。然則古人所謂此病之屬於「濕」，亦非無因。溼之一字，在國醫病理上極廣泛，「歷節」「濕痹」特其中之一耳。吾人從古籍中細繹前賢之觀念，大約可分為內外兩因。茲但就外因言之，濕之從外發生者，大都與時令氣候有關係。

爾時空氣中水蒸氣盛，人體汗腺受其鬱蒸，汗液因得適量排出，故黄梅時節常苦身體重倦，職此之由。加以此時溼潤空氣中種種黴菌蕃生，設人攝生偶有不慎，乘虚襲激留著不去，即成濕病。歷節痛痹之成，因恐亦不能外此，況歷節痛痹每多發於春秋雨多之時，尤為的證。西醫對于急、慢僂麻質斯有時檢查有細菌，有時無之，似無細菌，殆僅汗腺受溼潤空氣之鬱蒸，汗液之不得排洩如常之

故有細菌則空氣中實有細菌此種理想在西醫視之固甚幼稚然予此節可說明歷節痛痹古人視溼從外來之所以然也

至于防己治痛痹所以有效之理由殆以其時空中水蒸氣飽和。汗液不得蒸發停留組織。發生疼痛防己有利尿之效能使停留之汗液從小便排泄故能治之。又有周身痠痛遇寒即發者則天氣寒冷。汗腺收縮汗液亦不得蒸發之故，停留所致防己所以能治之者蓋亦使停留之汗液從尿道排泄。亦利尿之效也。

醫學示例　蒋寶素腫脹門。經以胸腹乃藏府之廓。膻中為心主之宮。如匣匱而藏禁器，異名同處一域之中。心勞太過，十二官危，副致氣水相搏，身盡浮腫，筋骨浮腫，筋骨沉滯，血脈壅塞，九竅寥寥，曲失其宜。開玄門，潔清府

羌活　蒼朮　茯苓　防已　獨活

白朮　豬苓　葶藶　防風　黃耆

澤瀉　大棗

趙海仙腹脹門。

溼為陰邪，本屬無形之氣。脾為溼困，致失運化之機，是以腹大而脹，嚮哭腸鳴，穀食不思，小便甚少，即冀轉解為佳，否則恐成單腹脹也。

桂枝　蔻殼　雞内金　赤苓　茅朮

附片　冬瓜皮　澤瀉　防己　乾姜

五加皮　腹皮　香櫞皮　巴豆皮

王九峯脚氣門。

病起於下，兩足蒸蒸而熱，腫痛至

膝腨腨而動痠軟無力。病名脚氣，本為壅疾，繇少少陰血虛，陽明氣鬱，溼邪得以乘之，脈來細濇無神，骨拘攣痿躄之候，法當除濕通經為主，輔以宣補少陰之品。昔永嘉南渡人多此疾，溼熱甚焉矣。

獨活　藿香　防己　乳香　蒼朮
檳榔　南星　歸身　桂枝　木瓜
絲紅　生地　牛膝　通草

粳米

科屬　禾本科

產地及品考　時珍曰：粳乃穀稻之總名也，有早中晚三收。諸本草獨以晚稻為粳者非矣。粘者為糯，不粘者為粳。但入解熱藥以晚稻為良。爾粳米全國皆產之，閩粵等省有一年內熟者。

性味　味淡而微甘。

成分　粳米中礦鹽之成分約有五種：鈣占千分之十二，鎂占千分之四十五，鉀占千分之八十四，燐占千分之二百零三，鐵占萬分之九。

應用化學一一二三頁

生理作用 蒸熟之粳米入口後受糖化素之些微作用，即送至于胃。胃中分泌之胃酸能妨礙糖化素之活動，未分解之澱粉須待移入腸中，受脾臟酵素之作用始完全變成糊精及麥芽糖，并有一部分麥芽糖受脾液及腸液內各種酵素作用變為葡萄糖，于是所存之單糖類與夫二合糖均由腸壁吸收之。

主治 益氣，止煩，止渴，止泄（別錄）

温中和胃氣，長肌肉（蜀本）

補中壯筋骨，益腸胃（日華）

煮汁主心痛，止渴，斷熱毒下痢（孟詵）

藥理作用：湯本求真曰：本藥澱粉豐富，故有滋養强壯與緩和包攝作用甚明，除此等作用外，尚有清涼止渴作用云。

藥用之部：粳稻之種子。

修治：洗淨生用或炒用。

用量：五錢—一兩許。

萸之說

張石頑曰本草言粳米温中和胃氣長肌肉仲景白虎湯桃花湯竹葉石膏湯並用之

周伯度曰粳米平調五臟補益中氣於益氣之中兼能養陰故補劑寒劑無不可贊助成功穀為人身至寶而霍亂痧脹與夫欲吐不吐欲瀉不瀉之證周時嚥米飲一口即不可救蓋暑溼穢惡之邪充斥隧絡而米飲入胃又適以慎張之使無一隙之餘所以告危如是之速

[illegible]湯　橘皮　青[illegible]　乾薑

竹葉石膏湯　石膏　人參　竹葉　麥冬　半夏　粳米　甘草

章次公曰一九〇六年霍布金司知鮮乳含有一種人生必需之質而為人工配合之乳所無者即今之所謂維太命是也維太命之化學性狀迄今未明而班氏以為含輕炭質脂肪蛋白質以外之物質約為一種類脂肪體固富於類脂肪體之物品往往富有維太命也蘇麗芳氏則以維太命為一種抗神經炎性物質得視為某種脂肪體而維太命又譯為活命素一旦缺少則種種病痛因之而

起此等疾病柰克氏名之曰維太命缺乏症脚氣病壞血病其最著者他若佝僂病骨軟化病痙攣質等亦何莫非由身體缺乏維太命而起也說中脚氣維太命即乙種維太命存在於穀類之糠中此種維太命係愛益克曼氏於一八九零年所發見氏曾以除去銀皮之白米適飼鳥類而此等鳥類皆患類似脚氣之疾病後改飼以米糠均即痊愈故知此種之維太命與脚氣有絕大之關係吾儕

藥物學　一百八十五

國常所食之粳米其表皮所含之脚氣之維
日
太命據分析之結果較糯米多五分之一。惜
習俗米喜精製。維太命悉被淘汰。故往往致
脚氣病。然脚氣病之患者。一面進強心利尿
藥。一面令改食未搗之粳米。則病愈之速。多
出意外。此為歷臨床之經驗也。

茶葉（别名）　茗　苦茶

科屬　山茶科

產地　安徽　浙江　福建　廣東

形態　本品為常綠灌木枝幹短小高者五六尺低者三四尺葉互生長橢圓形長寸許色綠有光澤邊有細鋸齒初生時背微有白茸至秋末開白色單瓣花果實作褐色扁圓形成熟有三子裂出

性味　甘苦微寒

成分　含有單寧　茶精　粗蛋白　粗纖維　香油　灰等

生理作用　入胃後除所含之一部分單寧制止消化酵

素之作用及凝固已消化之蛋白外餘皆不起何等變化惟精油（香精）有稍能激胃分泌增多之功由幽門而達十二指腸小腸等處始次第將茶精吸入血中由微血管而傳達中樞神經使血液循環加速腦部血量增多精神遂被激而興奮惟效力甚微而時間亦短促

主治

瘻瘡、利小便、去痰熱、止渴、令人少睡、有力悅志（神農食經）

下氣消食（蘇恭）

清頭目中風昏憒多睡不醒（好古）

傷暑合醋治泄痢（陳承）

藥理作用　服用過量能起急性中毒。如頭暈目眩。又含有鞣酸。能阻止食慾。使患便秘。

近世應用　興奮神經。清頭目風。去痰熱。助消化。

入藥之部　葉。

炮製　入藥生用或焙用。

用量　一錢——五錢。

一百八十八

忌證　脾胃虛冷及水腫者禁用

反藥　鐵

學說彙集　汪機曰：頭不清，熱薰上也，以苦泄其熱則上清矣。

王孟英曰：本品微苦甘而涼，清心神，醒睡除煩，滌熱消痰，肅肺胃，明目解渴。——普洱產者，味重力峻，善治風痰，消肉食，凡暑穢痧氣、腹痛、乾霍亂、痢疾等證初起，飲之輒愈。

蔣玉伯曰：藥茶稟平和之性，含清香之味，故

茶四十

能清頭目、助消化興奮神經清心寧神、其成分含有咖啡溫揮發油單寧等。少服則令人清爽多服則反生疲倦。入藥須選上品。

方六書曰、近據日本大阪山口博士研究所得、茶内實含有偉大殺菌力。以之治虎列拉霍亂赤痢等症、最見功效。因其内含多量單寧酸、細菌中之蛋白質遇於中之單寧酸即被吸收結合。而停止其活動、乃至於死亡、然吾國聖濟總錄中已有治霍亂之記載。是故

一百八十八

普通以茶作飲料品不但可以預防傳染即以治療疾病亦大有殊功也。

秘方例

直指方　治蠱毒下痢、

臘茶。為末水煎服（白痢以連皮生姜自然汁煎服二三次即愈）

局方茶調散　治諸風上攻頭目昏重偏正頭痛鼻塞聲重及婦風攻注太陽穴痛

白芷、細辛　羌活　荊芥　川芎　薄荷

甘草　為細末以茶清調下。每服二錢飯

後服

甘松香（别名）苦彌哆。纈草根。

科属。败酱科。

产地。四川 陕西及欧罗巴等处。

形态。本品为多年生本山野阴湿地自生。高达一二尺。叶羽状复叶。对生。开小花。色淡红。其根色棕黄。长约二寸。阔约四分之一。至四分之二。有凸线环绕如脊。下部多连根鬚之阜。

性味。甘温。

藥物學　一百八十九

成分。含有纈草油、纈草酸、蟻酸、澱粉、樹脂、護謨等。其有效成分，則為纈草油與纈草酸。

生理作用　在胃內微有變化。至腸中始分解而被吸收。入血內能使血球氧化量薄弱，靜脈充血，由交感神經而達大腦，則大腦被刺激而興奮。然同時亦有鎮定神經錯亂之功。

主治　惡氣卒心腹痛滿，下氣（開寶）。黑皮䵟黵、風疳、齒䘌（藏器）。理元氣，去氣鬱（好古）。

近世應用 脚氣膝浮，煎湯淋洗（時珍）。快脾止痛（鎮靜神經），癲癇油學

入藥之部 根

用量 四分—六分

學說彙錄 李時珍曰：甘松芳香，能開脾鬱，少加入脾胃藥中，能快醒脾氣。

蔣玉伯曰：甘松氣味甘苦微辣，有刺激性，能興奮神經，為興奮劑，又為殺蟲劑。其根之有揮發油，分為油質與蠟質二種，用法取其根內

之油其色嫩青其味如樟腦功用在油依日本下山平田兩氏之實驗如歐洲產之纈草根含揮發油（○．七%）及纈草酸皆有鎮靜神經之效可為鎮痙藥本品有惡臭有興奮性然反減反射機能故於癲癇及歇斯的里（臟燥）內服之又如初患羊癇久服亦可獲效

白薇（別名） 薇草 白幕 春草 骨美

科屬 羊齒科

產地 陝西 江蘇 遼寧

形態 本品爲多年生草本原野自生莖高一二尺葉橢圓形背有白毛夏月開小花五瓣深紫花序爲穗狀結莢長二寸許根色白類似牛膝而短小

性味 苦鹹平

主治 暴中風身熱肢滿忽忽不知人狂惑邪氣寒熱痠疼溫瘧洗洗發作有時（本經）療傷中淋露下水氣利陰氣益精（別錄）風溫灼熱多眠及熱淋遺尿金瘡出血（時珍）

藥物學 一百九十一

近世應用　除煩熱　滋陰氣

修治　春秋二季採得以糯米泔汁浸一宿取出去髭細剉蒸之曬乾用

用量　錢半——三錢

禁忌　畏黃耆　大黄　大戟　乾薑　山茱萸　大棗

前賢之說　張路玉曰本品鹹平降泄抑陽扶陰為足陽明(胃)經本藥兼行足少陰(腎)手太陰(肺)

本經主暴中風身熱肢滿是熱鬱生風痰隨

火湯，故令忽忽不知人，狂惑邪氣，寒熱痠痛，皆熱邪所致。溫瘧乃冬時伏邪至春而發，繆希雍經疏言暑邪所傷，秋必發為溫瘧，恐非經旨。別錄療傷中淋露者，女子傷犯陰中營血，而成淋露之疾，用以除熱益陰，則前證瘳矣。下水氣利陰氣者，總取益陰之功，真陰益而邪水下。性善降泄，故久服利人。

金匱治婦人產中虛煩嘔逆，安中益氣竹皮丸中用之。千金治風濕發汗後身灼熱自汗身重多眠鼻鼾息必鼻鼾語言難出萎蕤湯中用之又治婦人遺尿不拘胎前產後有白薇芍藥湯取其有補陰之功而兼行手太陰肺以清膀胱之上源殊非虛寒不禁之比也

前胡（别名）西天葵　射香菜

科屬　繖形科

產地　陝西　山東　鄂　湘等處

形態　多年生草春生苗色青白似斜蒿莖高五六尺葉羽狀複葉卵圓形或披針形有鋸齒秋

羌活 獨活 柴胡 前胡

主治 風寒在表及一切皮膚病

排毒散 羌活 獨活 柴胡 前胡

主治：風寒在表及一切皮膚病

季開暗紫色細小五瓣花果實似大麥而扁平根類柴胡外面淡黑色內部白色

性味。 苦微寒。

主治。 痰滿胸脅中痞。心腹結氣。風頭痛。去痰下氣。傷寒寒熱。推陳致新。(别錄)

能去熱實及時氣內外俱熱。單煎服之。(甄權)

治一切氣。破癥結。開胃下食。通五臟。主霍亂。轉筋。骨節煩悶。反胃嘔逆。氣喘咳嗽。安胎。小兒一切疳氣。(大明)

一百九十三

近世應用　清肺熱化痰熱散風邪（時珍）
去風　化痰

入藥部分　根

用量　錢半——三錢

使畏　半夏為之使　畏藜蘆　皂莢

學說彙錄　張璐曰　本品長於下氣故能治痰熱喘嗽痞膈諸疾氣下則火降而痰亦降矣為痰氣之要味治傷寒寒熱及時氣內外俱熱按二胡通為風藥但柴胡主升前胡主降有不同耳

蔣玉伯曰：前胡含苦香之味，稟苦寒之性，能清熱下氣，祛風化痰，故主痰滿胸脅中痞，心腹結氣等證，以其寒能勝熱，苦能降下也。

栝蔞實「仁」附

科屬　胡蘆科

產地　河南

形態　本品為山野自生蔓草，春季自宿根抽莖，長數十尺，葉心臟形，深三五裂，有毛。葉腋生蔓鬚，纏繞他物。夏季葉腋開白花，秋結實，成熟呈黄褐色，仁為褐綠色，扁圓形，中含多量之脂肪。

性味　甘寒。

主治　胸痺，悅澤人面（別錄）。潤肺燥，降火，治咳嗽，滌痰結，利咽喉，止消渴，利大腸，消癰腫毒瘡（時珍）。

仁　炒用，補虛勞口乾，潤心肺，治吐血，腸風瀉血，赤白痢，手面皺（大明）。

近世應用　潤肺，豁痰。

入藥之部　實仁

用量　二錢—五錢

畏反　烏頭

學說彙錄　朱丹溪曰括蔞實治胸痹者。以其味甘性潤。甘能補肺潤能降氣。胸中有痰者乃肺受火逼。失其降下之令。今得甘緩潤下之助。則痰自降。宜其為治痰嗽要藥也。且又能洗滌胸膈中垢膩鬱熱。為治消渴之神品耳

李時珍曰長沙治胸痹痛引心背欬唾喘息

及結胸滿痛皆用栝蔞實乃取其甘寒不犯胃氣能降上焦之火使痰氣下降也

益母草（別名）野天麻　鬱臭草附茺蔚子

科屬　唇形科

產地　廣東肇慶產者良

形態　本品為一年生草本有根鬚春季抽苗嫩莖入夏莖高三四尺形方葉對生於節間有三深裂各片又有深缺刻又於葉腋間簇生淡紫色之小唇形花一花結四子名茺蔚子質

堅有三稜。角色褐黄。

性味。辛苦微寒。

主治。莖治癮疹。可作浴湯。（本經）

擣汁服。主浮腫下水。消惡毒疔腫乳癰丹遊等毒。並傅之。（蘇恭）

治粉刺。（藏器）

活血破血。調經解毒。治胎漏產難。胞衣不下。血運血風血痛。崩中漏下。尿血瀉血。痔瘺打撲內損瘀血。（時珍）

子

明目益精除水氣（本經）

療血逆大熱頭痛心煩（別錄）

產後血脹（大明）

治風熱順氣活血養肝益心安魂定魄調經胎產諸病久服令人有子（時珍）

近世應用　行水、補陰、

入藥部分　茺蔚子

製法　五月采莖陰乾剉用九月采實微炒香或蒸熟烈日曝乾舂簸取仁用

用量　錢半——三錢

禁忌　血崩及瞳孔散大均忌

學說東錄　黃宮繡曰益母味辛故散風活血味苦故消瘀散結氣寒故能治熱也

李時珍曰益母之根、莖、花、葉、實並皆入藥可同用若治手足厥陰血分風熱明目益精調經則單用莖葉為良若治腫毒瘡瘍消水行血婦人胎產諸病則宜並用為良蓋其根莖花葉專於行而子則行中有補故也

一百九十七

類[illegible]　　二[illegible]

朱丹溪曰茺蔚子活血行氣有補陰之功故名益母凡胎前産後所恃者氣血也胎前無滯産後無虛以其行中有補也

李東垣謂子散大者禁用茺蔚子為其辛温主散能助火也

五十二字 [illegible]

蔣玉伯曰益母草稟中和之性行血而不傷養血而不滯為通經之要藥據和蘭藥鏡云此草赫攖鐵質透鎮痙强壯有效總治子宫衝逆子宫諸症心腹痛心下牽脹心動悸或粘

液留飲壅滯妨害胃之運動發攣急痛或肢節牽引拘攣諸症試均良效但子與葉善於行血非血滯血熱者不可用之

胡麻

（別名）巨勝　方莖

科屬　胡麻科　胡麻屬

產地　原產東印度今我國處處有之

形態　本品為多年生草本高三四尺莖方直立葉為長橢圓形梢葉細而長基葉間割裂為三瓣夏日梢頭及葉腋俱開白色似筒之唇形

花、往往有红紫或黄色之晕。果实为蒴果，长椭圆形之荚角，有四棱或六棱者。成熟后能自纵面裂开，中藏多数细小扁平之种子，有黑、白、褐三种，俱发一种芳香。

性味。甘平。

成分。主要成分为胡麻油（即脂肪油）、蛋白质、无窒素有机物、灰分、水分等。

主治。伤中虚羸，补五内，益气力，长肌肉，填脑髓。久服轻身不老（本经）。

堅筋骨明耳目耐飢渴延年療金瘡止痛及
傷寒温瘧大吐後虛熱羸困（別錄）
補中益氣潤養五臟補肺氣止心驚利大小
腸耐寒暑逐風溼氣遊風頭風治勞氣產後
羸困催生落胞細研塗髮令長白蜜蒸餌治
百病（日華）
治虛勞滑腸胃行風氣通血脈潤肌肉（孟詵）
市上藥肆所售者有大胡麻小胡麻二種小
胡麻即茺蔚子長分許為三角形用作通經

藥品鑑別

及收斂劑不得混為一談。大胡麻即稱為巨勝子，粟色，大如狗蝨，是佳品。因較白胡麻黑胡麻為巨勝也。蓋白胡麻黑胡麻，今人呼為白脂麻黑脂麻（脂俗作芝）。白胡麻黑胡麻供食用，赤胡麻（巨勝子）服食尤勝。

近世應用　滋養強壯　潤滑組織。

入藥部分　子仁。

用量　二錢——四錢。

禁忌　熱病下痢腹脹痞悶遺瀉甚者勿可用。

學説彙録

李庭飛曰炒食不生風病風人久食則步履端正語言不蹇

蘇恭曰生嚼塗小兒頭瘡煎湯洗惡瘡婦人陰瘡大效

弘景曰服食胡麻取烏色者九蒸九曝熬搗餌之可斷穀充飢長生

士良曰初食利大小腸久食則否去陳留新

甄權曰巨勝乃仙經所重以白蜜等分合服名静神丸治肺氣潤五臟其功甚多亦能休

糧填人精髓有益於男子

劉河間曰治風先治血血活則風散胡麻入肝益血故風藥中不可闕也

李時珍曰胡麻取油以白者為勝服食以黑者為良胡地產者尤妙赤者狀如老茄子殼厚油少但可食耳不堪服食惟錢乙治小兒痘瘡變黑歸腎百祥丸用赤脂麻煎湯送下蓋亦取其解毒耳五符經有巨勝子云服之不息可以知萬物通神明與世常存參同契

亦云巨勝可延年還丹入口中古以胡麻為仙藥而近世罕用或恐未必有此神驗但久服有益而已劉阮入天台遇仙女食胡麻飯亦以胡麻同米作飯為仙家食品焉爾

玉伯曰胡麻味甘而滑潤能養血潤腸療風濕癱瘓堅筋骨解百毒麻油性尤潤滑通利大小腸若用以煎煉食物能生痰動火

葉橘泉曰陶弘景以莖方者為巨勝莖圓者為胡麻蘇恭又以莢角八稜者為巨勝四稜

者為胡麻殊不知胡麻即巨勝惟孟詵謂四稜八稜乃土地之肥瘠所致寇宗奭據沈存中之說斷然以脂麻為胡麻足證諸家之誤矣今市肆間因莖分方圓之說遂以茺蔚子偽巨勝以黄麻子及大藜子偽為胡麻誤而又誤矣茺蔚子妄稱三角胡麻以其形有三角稜黄麻子黑如細韭子味苦大藜子狀如壁蝨味辛甘而無脂油不可不辨至真胡麻即脂麻壓之有油炒熟有一種香氣其營養

價值及醫療作用綜合諸家學說歸納之可得下列之功用

(一)為潤滑性滋養强壯藥用於病後或老人及產婦諸衰弱血虛津枯羸瘦等為最佳之緩和滋養劑作點心或配入其他藥劑中均宜

(二)有緩下作用如老人產婦血虛便秘痔瘡大便艱難等及胃病食管狹窄噎膈等服胡麻子油甚有潤滑緩和滋胃潤腸之功

（三）用於瘡毒創傷有消炎解毒鎮靜緩和鎮痛諸作用如慢性胃腸潰瘍痔瘡等用於內服皮膚瘡瘍痛癢用於外敷胡麻油煎膏外科醫稱為膏藥肉能消癰腫補皮裂為一切癰瘍外用之貼膏一有緩和血脈滋養神經之作用故能治風病半身不遂言語蹇澀久服可以預防血管硬化為老人服食絕妙之中風預防營養品

巴豆（別名） 江子 巴菽 日剛子 老陽子

科屬　大戟科　巴豆屬

產地　本國川省各地及錫蘭麻剌拔爾等處

形態　本品為常綠灌木高丈許葉為卵形端尖葉脚有蜜腺二五月發花穗花小花叢之上部為雄花下部為雌花色淡黃六七月間結實成房其殼脆薄熟則分裂破之一房兩瓣每瓣一子或二三子有大小兩種大者為雄力峻小者為雌力緩均作卵圓形長四分濶二分五厘稍扁平邊緣畧隆起有線縫表面為

藥物學

赤褐色之皮内部為黄褐色之仁

性味　辛温有毒

成分　其主成含有脂肪油約（百分之三〇—四〇）揮發油樹脂等

入胃中郎能刺激胃壁神經而覺熱感至腸能直接刺激腸之粘膜使之發炎致分泌液增多而蠕動亦增速使大便急劇瀉下由腸壁而吸入血中郎能減低血壓令胸部苦悶心悸亢進四肢疼痛全身疲勞甚至大腦神

經霍亂而死

主治 傷寒溫瘧 破癥瘕結聚堅積留飲痰癖（本經）

水腫痿痹墮胎（藥性）

通宣一切病壅滯 除風消痰 破血排膿消腫

毒 殺臟腑蟲（日華）

去臟腑停寒 治生冷硬物所傷（元素）

風瘑耳聾喉痹（時珍）

心腹胸膈之毒 故兼治心腹卒痛脹滿吐膿

（藥徵）

銀翹散：銀花 連翹 桔梗 薄荷 竹葉 甘草 淡豆豉 牛蒡子 荊芥穗

近世應用　攻痰積　瀉寒毒

入藥之部　仁

修治　去皮心熬令黃黑搗如膏用　有生用者　熬炒者醋煮者燒存性者有研爛以紙包壓去油者

用量　一分——．七八分

相使畏反　芫花為之使　畏黃連大黃藜蘆　反牽牛

禁忌　老年虛人　孕婦及病屬火者均禁用

學說彙錄　朱丹溪曰巴豆去胃中寒積無寒積者勿用

王好古曰若急治為水穀道路之劑去皮心

膜油生用若緩治為消堅磨積之劑炒去烟令紫黑用可以通腸可以止瀉世所不知也李時珍曰巴豆峻用則有戡亂劫病之功微用亦有緩撫調中之妙譬之蕭曹絳灌乃勇猛武夫而用之為相亦能輔治太平王海藏言其可以通腸可以止瀉誠發千古之祕也一老婦年六十餘病溏泄已五年肉食油物生冷犯之即作腹脹調脾升提止澀諸藥入腹則泄反甚延珍診之脈沉而滑此乃脾胃

藥物學　二百零五

久傷冷積凝滯所致王太僕所謂大寒凝內久利溏泄愈而復發綿歷年歲者法當以熱下之則寒去利止遂用蠟匱巴豆丸藥五十丸與服二日大便不通亦不利其泄遂愈自是每用治泄利積滯諸病多有不瀉而病痊者近百人然在配合得宜苟用不當則犯傷陰之戒矣

元素曰巴豆乃斬關奪門之將不可輕用世以治酒病膈氣以其辛熱能開通腸胃鬱熱

耳第鬱結雖通血液隨亡其陰虧損傷寒結胸小兒疳積用之不死亦危奈何庸人畏大黄而不畏巴豆以其性熱劑小耳以少許輕撒於膚須臾發泡況下腸胃能無薫灼潰爛之患乎即有急證不得已而用之壓去其油取霜少許入藥可也

編者按

仲景方書所載用巴豆之方凡四其一曰桔梗白散（走馬湯備急丸九痛丸皆不載諸大論而載金匱要略本條即傷寒論中三物小

白散證曰欬而胸滿久吐膿血之類聚方廣義云桔梗白散不特治肺癰而已亦治所謂幽門癰胃脘癰及胸膈中有頑痰為胸背攣痛者欬家膠痰纏繞咽喉不利氣息有臭氣者皆效觀川沙陸氏解釋本方云桔梗排膿貝母除痰解結二者皆胸咽上焦之藥巴豆吐下最迅烈合三味以治胸咽閉塞之實證也和語本草云巴豆生者有毒甚猛炒熟則性緩是純由經驗而得之成績頗與當時之

學理為一致湯本氏云巴豆含有克魯頓油巴瀉下作用甚峻烈洋醫亦所知悉惟彼等不知陰陽虛實之法則不能通藥物配合之機微不過單用於頑固便祕本藥不當如此狹用宜熟讀玩味師論及本草諸說擴汎其用途其二曰九痛丸治心痛及腹脹痛內有附子狼毒巴豆人參乾薑吳茱萸考之程氏云心痛雖分九種不外積聚痰飲結血蟲注寒冷而成附子巴豆散寒冷而破堅積狼毒茱萸

蠱術病　二[illegible]尸

殺蟲注而除痰飲乾薑人參理中氣而和胃

脘相將治九種之心痛巴豆除邪殺鬼故治

中惡腹脹痛口不能言連年積冷流注心胸

冷氣上衝皆宜於辛熱

其三曰走馬湯治心痛腹脹中惡又曰通治

飛尸鬼擊又用於打撲據巢滲則中惡飛尸

鬼擊皆以急然心腹絞痛為主證與卒病不

殊惟鬼擊之或見血證為異如吐血或鼻中出

血或下血一名鬼排言鬼排觸於人也人有

氣血虛弱精魂衰微忤鬼神相觸突致為其所排擊故治中惡飛尸鬼擊之方亦可以治卒疝心腹絞痛而用巴豆迅利之則其病亦屬胃腸蓋痛劇於腹部者謂之疝痛劇於心胸部者謂之中惡飛尸鬼擊然中惡與飛竟竟無別異意者故之巫醫名以已意命病名造日久而名自通行後人遂不知本為一病巢源亦不敢質言其同異耳凡卒然心腹脹痛而實者如乾霍亂及俗所謂絞腸烏痧等

宜此湯以迅利之通則不痛其效如響東醫彙以此等證為水毒所致觀附後方以本方治水蠱則其說有據藥徵云杏仁主胸間停水也續藥徵云巴豆同杏仁則能驅心胸之毒槎窗雜話引攝州原村云有農女入山採艾數人同行巉巖嶔岑攀援而上有大巖石名烏帽仔下臨深淵數百丈人迹難到女子見巖石間多好艾鼓勇攀登中一人直至巖背尤高處失足顛墜遍體鱗傷呼吸閉絕息

是猶家兄診之六脈似有若無按其胸腹有自下部上衝胸中者此物上衝必煩悶而脈伏當其上衝時按之使下則腹中雷鳴家兄因謂之曰凡打撲損傷之症多主瘀血今此證所主當水氣也乃作走馬湯飲之視其所吐下果水多而血少每吐下一次上衝稍平煩躁亦靜至翌朝上衝悉止惟腹底邪水未盡更服殘藥越日即精神了了乃用調理劑經日而全愈自後益信水氣之變動不居知

走馬湯
巴豆 大黃 乾姜
杏仁
備急丸 巴豆 杏仁

打撲傷損之證非蘇木桃仁輩所能悉治也
其四回備急丸證曰心腹脹滿卒痛氣急口
噤然此與走馬湯俱是開通壅塞取急吐下
之方惟彼有水毒故佐杏仁此則宿食停積
故佐大黃彼但治心腹脹痛此則卒死口噤
不但病情異其緩急亦殊中惡客忤尸卒
死皆言病之急暴故方名備急元堅云此方
所主其證雖暴極實僅有頃刻禍速反掌是
以其治要在短刀直入咄嗟奏凱故巴豆辛

熱峻以之為君大黄臣為以輔峻下之用乾薑為佐以助辛熱之性三味相藉其功益烈為攻濕諸方之冠所以能相倚當也雷公炮炙論云云　如大豆許者取重十兩鯉魚目比之方輿輗云此如本湯服之方今醫多用白湯送下然用酒則助藥力其功更大一說子傷食社中醫生用備急走馬等無寸效鼓舞之餘試令飲酒仍服前藥遂得快吐下而康復漫遊雜誌云大坂賈豎藏暑泄利其妻少

而嫂轉醫皆以爲虛火上衝與益氣湯五十餘日下既衝心下絞痛三日夜無暇鑑四肢拘攣口不能言服理中湯數帖不治欲死請余余曰是邪毒結而上攻當下之醫生豎傍人皆不可實豎特曰下之雖死不下亦死死則一也不如服無遺轍於是與備急丸二十粒服後悶滿食頃絞痛不發而便未得下余診其腹臍下隱然怒脹曰是心下雖已解藥氣爲疝所閉耳迺作黃連瀉心二帖進之其

夜二更便下家人来報余曰當不過五六行無妨故也至明下六行神氣輕健得行步與半夏瀉心加大黄湯二十日而全瘥

傷寒指迷論云若寒熱如瘧臍腹膨脝起則頭暈大便或腹痛胸腹痞閉此由宿食留不化結於腸胃氣道陰陽反亂宜備圓

證治準繩云一[illegible]有婦人熱而大便秘子玩腹中已致昏不知人醫用備急丸服下人遂甦然醫云獨行丸（即本方三味）治中食至甚

則高蘭若吐法不效須用此藥攻之其分量不離四錢與砒但心頭濕者於藥濃之每用五又丸薑湯化下若服後瀉不止用冷粥湯飲之則止

綜上諸家論述巴豆本經謂之破癥瘕結聚堅積留飲痰癖日華之除風消痰殺臟腑蟲要下於無聚積煩悶之處排藥湯腸胃之五開寒之氣並消之所謂風大米猪冲經作用實係一類腸證往往引起腦證狀來源雖有

中惡客忤飛尸鬼擊、、、、等等惡候總不離自身機能衰弱遂致抗毒力銳減外邪得以乘虛龍袭擊東人吉益氏之言曰苟人無一毒蓄積身軀間則是惡是鬼亦豈有中之注之擊之忤之者矣語云物必先腐而後蟲生若使每病一菌則成爲菌之世界國醫不拘泥於病源病菌惟每依其證候而爲治療雖不亟亟於殺菌而亦能愈病是故巴豆同桔梗用則使毒成膿同貝母用則能治咽喉之毒同杏仁用則能驅心胸之毒同大黃乾薑用則能吐下心腹結毒急痛同附子茱萸用則能治心中寒冷結毒仲景用巴豆惟此四方已足盡巴豆之功效矣